国家卫生健康委员会"十三五"规划教材配套教材

全国高等学校配套教材

供基础、临床、预防、口腔医学类专业用

组织学与胚胎学
实验指导

U0208029

主　　编　李继承

副 主 编　周　莉　邵淑娟　钟近洁

编　　委　（以姓氏笔画为序）

丁　英　中山大学中山医学院　　　　　　　　邵淑娟　大连医科大学

王小丽　华中科技大学同济医学院　　　　　　周　莉　吉林大学白求恩医学部

朱永红　中山大学中山医学院　　　　　　　　周瑞祥　福建医科大学

刘俊文　中南大学湘雅医学院　　　　　　　　郝立宏　大连医科大学

刘慧雯　哈尔滨医科大学　　　　　　　　　　郝　晶　山东大学齐鲁医学院

齐建国　四川大学华西基础医学与法医学院　　钟近洁　浙江大学医学院

李冬梅　浙江大学医学院　　　　　　　　　　祝　辉　南京医科大学

李继承　浙江大学医学院

编写秘书　李冬梅（兼）

人民卫生出版社

图书在版编目（CIP）数据

组织学与胚胎学实验指导 / 李继承主编．—北京：
人民卫生出版社，2018

全国高等学校五年制本科临床医学专业第九轮规划教
材配套教材

ISBN 978-7-117-27507-1

Ⅰ．①组…　Ⅱ．①李…　Ⅲ．①人体组织学－实验－高
等学校－教学参考资料②人体胚胎学－实验－高等学校－
教学参考资料　Ⅳ．①R32-33

中国版本图书馆 CIP 数据核字（2018）第 222472 号

人卫智网　**www.ipmph.com**	医学教育、学术、考试、健康，	
	购书智慧智能综合服务平台	
人卫官网　**www.pmph.com**	人卫官方资讯发布平台	

组织学与胚胎学实验指导

主　　编：李继承
出版发行：人民卫生出版社（中继线 010-59780011）
地　　址：北京市朝阳区潘家园南里 19 号
邮　　编：100021
E - mail：pmph @ pmph.com
购书热线：010-59787592　010-59787584　010-65264830
印　　刷：三河市潮河印业有限公司
经　　销：新华书店
开　　本：787×1092　1/16　　印张：7
字　　数：184 千字
版　　次：2018 年 10 月第 1 版　2025 年 1 月第 1 版第 8 次印刷
标准书号：ISBN 978-7-117-27507-1
定　　价：28.00 元
打击盗版举报电话：010-59787491　E-mail：WQ @ pmph.com
（凡属印装质量问题请与本社市场营销中心联系退换）

　　医学是一门实践性很强的学科。基础医学教学的最大特点是理论课与实验课相结合,通过理论课指导实验课的学习,而实验课又巩固了理论知识。作为组织学与胚胎学的教师,深知实验课的重要性,在实验课要解答学生们在显微镜下看到的各种结构,有时甚至是灰尘、刀痕等,都可能被首次接触组织学与胚胎学课程的同学们当作发现了"新大陆",怀着极度的兴奋,期待着老师的回答。作为有 35 年教龄的老师,常碰到没有经验的新教师的尴尬:在实验课上,回答不出或回答错了学生提出的显微镜下微细结构。这本《组织学与胚胎学实验指导》图文并茂,将显微镜下的微细结构,用彩色照片或示意图显示出来,极大地方便了教师的教和学生的学。

　　《组织学与胚胎学实验指导》作为全国高等学校五年制本科临床医学专业规划教材《组织学与胚胎学》(第 9 版)的配套教材,也适用于其他教材所需的实验指导。教材共 26 章,每章主要包括实验目的、切片(模型)观察、思考题三部分。"实验目的"中按照掌握、熟悉与了解明确课程学习目标。"切片(模型)观察"是根据第 9 版《组织学与胚胎学》教材内容所编写,在统一组织学名词的基础上,对需重点掌握学习的组织学切片,从肉眼观、低倍镜观和高倍镜观三个层次指导读者观察切片的组织学结构;对需重点掌握学习的胚胎学模型,从表面观、侧面观、断面观等不同角度指导读者观察胚胎发生演变的形态学结构。"思考题"引导读者对所观察内容的进一步思考。本教材的一大特色是每一实验都配有清晰、典型的镜下照片或模型照片,为广大读者提供了必要、难得的学习资源。

李继承

2018 年 6 月

目　录

第1章　组织学绪论

一、实验目的

1. 掌握普通光学显微镜的使用方法。
2. 熟悉石蜡包埋标本 HE 染色制备过程。

二、实验注意事项

(一) 实验前——做好准备工作

1. 先复习好理论和预习实验指导，以便充分利用实验时间，提高实验效率。
2. 携带实验指导材料、实验报告册等进入实验室。
3. 先检查所使用的多媒体系统、显微镜和标本片，是否可正常使用、破损和缺失。

(二) 实验时——认真做好实验

1. 遵守实验室课堂纪律要求。
2. 按实验指导进行实验，按时完成作业。如实验已完，仍应留在实验室内复习组织学切片，不得随意离开实验室。
3. 不私自更换显微镜，不拆卸镜头，不损坏切片等，爱护公共财物。
4. 显微镜镜头如不清洁，可用擦镜纸擦拭，但要注意节约。禁止用手指或手帕等擦拭显微镜镜头。

(三) 实验后——做好清洁工作

1. 实验结束，将实验报告交给老师。
2. 将显微镜和组织学切片放回原处，并将实验室整理干净。

三、显微镜的结构与使用

显微镜是本课程学习时最重要的工具之一，属贵重仪器，因此我们必须在了解它的构造基础上妥善使用和保护。

(一) 显微镜的一般构造

1. 镜座　最下部起支撑作用的部分。在镜座右侧下方有一电源开关和电光源亮度调节器。电光源亮度调节器用来调节光源强弱，来选择最适亮度。
2. 镜臂　位于中部，起支持和握取之用。
3. 镜筒　一般分为内、外二层。
4. 目镜　为双筒，它嵌于镜筒之顶端，根据需要，可自行调节双筒目镜的间距。目镜上刻有 5× 或 10× 等字样，表示其目镜放大倍数。
5. 旋转盘　接于镜筒下方，上嵌物镜，可以旋转，来更换物镜。
6. 物镜　嵌于旋转盘下，分低倍、高倍和油镜三种，其上均刻有物镜放大倍数，如 ×4、×10、×40、×100。

(1) 低倍镜：有两种，一种放大约 4 倍，镜头最短，有红色圈标记；另一种放大约 10 倍，镜头较长,镜面较小,有黄色圈标记。

(2)高倍镜:放大约40倍,镜头较长,镜面较小,有蓝色圈标记。

(3)油镜:放大约100倍,镜头最长,镜面最小,有白色圈标记,使用时在镜头与玻片之间要加香柏油,以提高显微镜的分辨率。

7.粗螺旋调节器　位于镜臂下方,转轮较大。

8.细螺旋调节器　位于粗调节器中间,转轮较小。

9.载物台　为放置玻片平台,中央有一圆孔,光线可通过此孔,镜台上装有玻片推进器,可前后左右移动标本。

10.副镜面

(1)集光器:位于载物台下方,由多块透镜组成,用以集聚光线。可上下升降以调节光度,上升长度增强,下降光度减弱。

(2)虹彩(光圈):在集光器下方,是由许多重叠的小金属片组成,开大或缩小虹彩的口径,可调节光的强度。

11.光源　位于镜座中间的圆柱形结构,内装有小灯泡,灯泡上面可放置各种滤色镜片。

(二)显微镜的使用规则

1.携取　右手握持镜臂,左手托住镜座。

2.放置　镜臂向前、镜台向后,置于座位偏左侧。

3.对光　打开开关,转低倍镜于镜筒下方,调节光源强度,用双眼在目镜上观察,使视野内明亮度以自己感觉舒适为宜。目镜之间距离可自行调节。

4.装片　对光后,将切片标本平置载物台上,盖玻片必须向上,否则用高倍镜时不能看清,并易压碎切片和损坏镜头。然后将标本片移至圆孔中央。

5.使用低倍镜,依下列步骤进行

由于低倍镜视野大而清晰,可以看清较多的结构,因此常用低倍镜观察组织或器官的全貌。

(1)先将粗螺旋调节器往外转,并用双眼在镜侧观察,使镜筒慢慢下降至距玻片约5mm止。勿使镜头与玻片直接接触。

(2)双眼注视目镜,并将粗调节器向内转。使镜筒慢慢上升,至见到物像为止。

(3)转动细调节器,使物像达到最清晰为止。

(4)如光线太强或太弱时,或切片位置不当,均于此时调节改正。

6.使用高倍镜　常用于观察细胞及细胞间质的结构。在低倍镜下将需观察的结构移至视野中央后,把高倍镜转至镜筒下方,再用细螺旋调节器调节焦距,即可得到清晰的物像。

7.使用油镜　在使用油镜之前应将油镜镜头和玻片用1:1的乙醚和纯乙醇配成的擦镜液或二甲苯拭净。先用低倍镜和高倍镜找到需要观察的物体,并移至视野中央。接着按下列步骤操作:

(1)先把镜头升高约1cm。

(2)油镜头转至镜筒下方。

(3)滴香柏油一滴于切片上欲观察之处,勿产生气泡。

(4)两眼从侧面看镜头慢慢下降至镜头浸入油滴,但与玻片相隔约0.5mm左右。

(5)双眼注视目镜,并用细螺旋调节器调节至最清晰时止。(注意:使用油镜时,光线需强。)

(6)油镜使用以后,必须用擦镜纸抹去镜头和玻片上的油迹,然后再用少量1:1的乙醚纯乙醇拭净。

8.收镜　用完显微镜,首先关掉电源开关,移去玻片,放入盒内,物镜叉开,罩上镜罩。

（三）显微镜的保护

1. 使用时，勿使尘埃、湿气、水滴、药品等污染显微镜的任何部位。
2. 目镜和物镜上遇到灰尘或污物时，禁止口吹和手抹，以免损伤，需用擦镜纸或绸布擦净。
3. 严禁拆卸、调换和玩弄目镜和物镜，取用镜头时，手指切勿触及。
4. 使用细调节器或推进器勿用力过猛，以免受损。
5. 离开座位时，需将镜身推向桌子中央，以免撞翻。

（四）其他

1. 必须牢记"盖玻片向上，先低倍，后高倍"。
2. 显微镜放大倍数 = 目镜放大倍数 × 物镜放大倍数。

四、组织切片的一般制作方法

（一）制片方法

组织制片技术的方法有多种，大体可归纳为两大类：切片法和非切片法。基本原理是用固定剂固定组织、细胞，保持其微细结构；将其制成薄片，然后用不同的染色方法增加各部分的色差；在显微镜下观察组织、细胞的形态结构，或利用化学、物理方法显示组织细胞的某些化学成分，并进行形态、化学成分的定量分析。主要制片方法有以下几种：

1. 切片法　此种组织标本制片法是组织学研究中最为广泛应用的基本方法。根据所用的支持物质不同，切片方法可分为石蜡包埋切片、火棉胶包埋切片和冰冻切片，尤以石蜡包埋切片最常用。石蜡和火棉胶包埋切片制作过程中，组织需经过取材、固定、脱水、透明、石蜡或火棉胶包埋、切片、染色和封固等步骤。而冰冻切片用冰冻代替了石蜡或火棉胶包埋的步骤。此法需将处理后标本用切片机切成 $7 \sim 10 \mu m$ 的薄片。

2. 涂片法　把人体内液态的组织成分如血液、骨髓、精液、阴道脱落细胞等直接涂抹在载玻片上，经固定和染色制成组织标本。

3. 铺片法　将膜状组织结构如大网膜、肠系膜、皮下疏松结缔组织、神经丛等结构成分伸展后平铺于载玻片上，经固定、染色和封固等步骤制成组织标本。

4. 磨片法　将坚硬的组织，不经脱钙而直接磨成薄片，不染色或经过染色后，封固制成的标本，如骨磨片、牙磨片等。

5. 压片法　将小块组织经药物处理、染色后，用盖玻片压平于载玻片上所制成的标本，如运动终板、肌梭等。用以观察其结构的整体形状。

6. 分离法　把组织块浸入化学药品分离液内，分解细胞间质，使细胞分离，再染色和封固制成的组织标本，可观察单个完整的细胞，如肌纤维、神经元等。

7. 血管注射法　将卡红、普鲁士蓝、墨汁等染料加明胶配制成染色液注入血管内，然后取材、固定、包埋、切片和封固所制成的标本，如肝、肾、肺、小肠等血管注射切片标本，以观察这些器官的血管分布特点。

8. 整体装片法　将很小的动物或早期胚胎，经固定、染色和封固制成的标本，例如鸡胚整体标本，以观察胚体的表面立体形态特征。

9. 活体法　指光镜下直接观察活细胞或组织的形态和运动状况的标本，如精子运动、纤毛运动等。

（二）染色方法

在自然状态下绝大多数组织是无色、不透明的，通过染色使组织细胞内不同的结构或成分着色上不同颜色,提高组织细胞内各种结构和成分的分辨率。组织的染色方法很多,如 HE 染色法、镀银染色法、活体染色法、Wright 染色法等。经苏木素和伊红染色(HE 染色)最常用,通常称之为普通染色或常规染色,除此以外的其他染色则称为特殊染色。

(三)石蜡包埋切片与 HE 染色法

组织制片中最常用的方法是石蜡包埋切片,染色方法最常用为 HE 染色法。具体操作步骤如下:

1. 取材 材料愈新鲜愈好,机体死亡 2 小时后,组织就可能会发生不同程度的自溶;组织块厚度不应超过 0.5cm,组织块过大、过厚都不利于固定剂的渗透,将会影响固定效果;组织学取材应注意标本结构的完整性,应包括组织或器官的全层;不同的组织器官还应考虑标本结构的方向性以及制片的方向性。

2. 固定 为防止组织发生自溶等死亡变化,需将组织块放入固定液内固定。常用的固定液有 10% 甲醛水溶液(福尔马林)、无水乙醇、Bouin、Zenker 和 Susa 等。固定时间一般 3～24 小时。

3. 浸洗 固定后须经流水或乙醇洗涤,直至组织内的固定剂洗净为止,一般约 24 小时。

4. 脱水 经过 50%、70%、80%、90%、95%、100% 各级乙醇脱水,每级为 2～6 小时,其目的在于除去组织中的水分,代之以乙醇。

5. 透明 组织脱水后,浸入二甲苯内直至透明为止,使组织中的乙醇被透明剂取代后才能浸蜡包埋。一般为半小时至 2 小时。透明后组织在阳光下呈半透明状,无白芯。

6. 浸蜡 入温热熔融的石蜡(56～60℃)内浸透数小时,通常为 2～4 小时。有的组织块不易渗入石蜡(如肺、眼球、整体胚胎等),可用负压浸蜡法,即将熔蜡杯置于与真空泵相连的容器内,抽出组织块中的气体,利于石蜡的浸入。

7. 包埋 首先在包埋器内倒入熔蜡,再用细镊轻夹组织,使拟切的组织面朝下,放正摆平。待石蜡凝固后,拆开包埋框。

8. 切片 用切片机将含有组织的蜡块切成厚度 4～6μm 薄片。

9. 贴片与烘干 将蜡片光滑面朝上漂于温水(据组织和石蜡不同而不同)中,待蜡片展平,组织上无皱褶,捞于洁净载玻片上。甩去水分,放置到烤箱内(55～60℃)烤片 3 小时或过夜。

10. 染色

(1)二甲苯 10 分钟,除去石蜡。

(2)各级乙醇,即 100%、95%、90%、80%、70% 乙醇各约 3～5 分钟,除去二甲苯。

(3)蒸馏水洗 5 分钟,洗去乙醇。

(4)苏木精液染 5～10 分钟,细胞核(嗜碱性)被染成紫蓝色。

(5)0.5% 盐酸乙醇分化数秒。

(6)自来水洗,使组织发蓝。显微镜下观察,细胞核蓝色适中,细胞质和结缔组织无色为宜。

(7)伊红液染 1 分钟。细胞质(嗜酸性)被染成粉红色。

(8)水洗数秒,以洗去浮色。

(9)用各级乙醇脱水,70%、80%、90%、95%、100% 各 2～3 分钟。

(10)二甲苯 10 分钟,使标本透明。

(11)封固:用布擦去组织周围的二甲苯,滴一滴中性树胶于组织上。取清洁盖玻片,轻轻盖在树胶上,避免产生气泡。

染色结果:细胞核和细胞质内的嗜碱性物质呈蓝紫色;细胞质、其他嗜酸性物质、胶原纤维及红细胞呈红色或粉红色。

五、实验方法

本课程的实验标本主要是切片,观察切片时,对每张切片都应按照实验指导,先用低倍将切片全部观察一遍,然后选择适当的部位转高倍镜仔细观察。

显微镜下看到的形态、结构往往和文字中描写的情况并不完全一样,追寻原因,大致有如下几种:

1. 功能状态不同,其形态结构可能产生差异。如腺细胞一般呈立方形,但充满分泌物时,细胞可转为柱形;分泌物完全排出时,则可变成低立方形,甚至是扁平形。

2. 由于切面关系,在立体结构不同切面上,其形态不可能全部一样。在理论讲解时,总是以全面地、立体的观点加以介绍,但在实际观察切片时,由于切面限制,只能看到立体结构的一个切面。

3. 由于染色的限制,在理论上所描述的组织结构不能用 HE 染色显示出来,而要通过各种特殊染色才能加以补充显示,如肥大细胞、神经原纤维、小肠内的嗜银细胞等。

4. 由于人工伪像的干扰,活细胞或组织在制样过程中会受到某些因素的影响,例如脂肪细胞的脂滴被溶解后形成空泡、软骨细胞的皱缩现象、组织结构之间的裂隙以及染料残渣、刀痕、气泡等都属于人工伪像,观察时应注意加以识别。

（李继承　范淑玲）

第2章 上皮组织

一、实验目的

1. 掌握单层扁平上皮（内皮、间皮）的分布和结构特点。
2. 熟悉单层立方上皮的结构特点。
3. 掌握单层柱状上皮、假复层纤毛柱状上皮的结构特点。
4. 掌握复层扁平上皮、变移上皮的结构特点。

二、切片观察

（一）单层扁平上皮

1. 间皮（表面观）（图2-1）

材料来源：狗大网膜（肠系膜）。方法：铺片，硝酸银、苏木素染色。

低倍 避开脂肪细胞，选择大网膜铺成单层、背景较清楚、结构较完整的部分观察间皮，即单层扁平上皮。细胞彼此之间呈锯齿状或波浪状互相嵌合。

高倍 单层扁平上皮细胞呈不规则形或多边形，核椭圆形，着浅紫蓝色，位于细胞中央或偏位。核周围的细胞质较厚，呈褐色；周边部分细胞质较薄，呈黄色。有的部位可见到细胞核相互重叠的现象，是大网膜两个面上的各一层单层扁平上皮。细胞边缘着黑色，为相邻细胞之间的细胞间质。

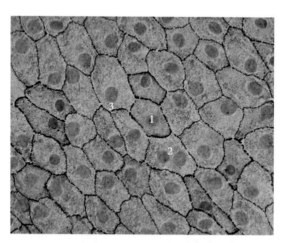

图2-1 单层扁平上皮（银浸法染色，高倍）
1. 细胞核；2. 上下两层细胞的细胞核；3. 相互嵌合的细胞膜

2. 间皮与内皮（切面观）（图2-2）

材料来源：狗膀胱。方法：HE染色。

低倍 呈波浪状起伏、细胞层次较多的一面为膀胱腔面，被覆变移上皮。与其相对的另一面是膀胱的盆腔面，即腹膜脏层，被覆单层扁平上皮（间皮），呈一条弯曲、着浅紫蓝色的细带，其内断续的紫蓝色的点状或杆状结构，即单层扁平上皮细胞核。间皮下方着色浅的结缔组织内可见小血管,其腔面被覆内皮。

高倍 膀胱盆腔面的单层扁平上皮(间皮)细胞核呈扁椭圆形,胞核的长轴与上皮的表面平行。因上皮细胞呈薄片状,故仅见胞核周围少量的嗜酸性胞质。小血管内皮细胞的胞质部分极薄,染为粉红色,不易分辨;细胞核着紫蓝色、呈圆形(横切面)或长杆状(纵切面),略向管腔突出。

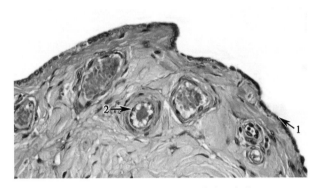

图 2-2　单层扁平上皮(HE 染色,高倍)
1. 间皮;2. 内皮(血管)

(二)单层立方上皮(图 2-3)

材料来源:人甲状腺。方法:HE 染色。

低倍 可见许多大小不等的滤泡,呈圆形或多边形。滤泡壁由单层立方上皮围成,腔内有染成红色的胶质。滤泡之间为疏松结缔组织。

高倍 滤泡壁的上皮细胞呈单层整齐排列,立方形,胞质弱嗜酸性,呈粉红色。核圆形,嗜碱性,着色浅,位于细胞中央。

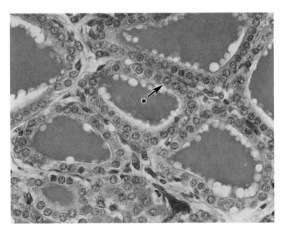

图 2-3　单层立方上皮(HE 染色,高倍)
↑示单层立方上皮;＊示甲状腺滤泡腔内的胶质

(三)单层柱状上皮(图 2-4)

材料来源:狗小肠。方法:HE 染色。

低倍 有指状突起的一面是小肠的肠腔面,表面被覆单层柱状上皮。众多细胞核整齐排列成一层。有些部位的上皮细胞核聚集成堆或排成多层,此因该处众多的上皮细胞被斜切所致。

高倍 小肠单层柱状上皮的游离面有一条红色的带状结构,称纹状缘。柱状上皮的细胞核呈长椭圆形或杆状,偏居细胞的基底部,核的长轴与细胞的长轴一致。柱状细胞间可见杯状细胞,其外形似高脚酒杯,核上部胞质因不着色,呈空泡状,游离面无纹状缘。杯状细胞核常呈三角形或扁圆形,着深紫蓝色,位于细胞基底部。上皮细胞间,常见侵入上皮内的淋巴细胞,小而圆,深紫蓝色。上皮基底面侧为结缔组织。

(四)假复层纤毛柱状上皮(图 2-5)

材料来源:狗气管。方法:HE 染色。

低倍 找到气管管腔面,表面覆盖假复层纤毛柱状上皮。上皮细胞排列密集,分界不清;上皮游离面与基底面较整齐,但核的位置高低不等,形似复层。

高倍 柱状细胞数量最多,呈高柱状,顶部较宽;核椭圆形,多位于细胞上部,上皮的浅层;胞质呈粉红色;游离面密集、规则排列的细小突起为纤毛。柱状细胞间常有杯状细胞,其顶端达上皮游离面。锥形细胞位于上皮基底层,胞体较小,呈锥体形,顶部嵌在其他细胞之间,核圆形、着色较浅,胞质甚少且不清楚。其他细胞多数是梭形细胞,核较细长,位于上皮的中层。上皮内常见浸入的小淋巴细胞。上皮基部的基膜着淡红色,呈均质线状,较明显。

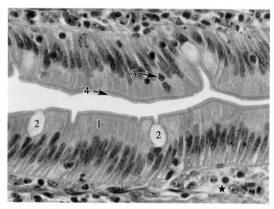

图 2-4 单层柱状上皮(HE 染色,高倍)　　　图 2-5 假复层纤毛柱状上皮(HE 染色,高倍)

1. 柱状细胞;2. 杯状细胞;3. 淋巴细胞;4. 纹状缘;　1. 柱状细胞;2. 杯状细胞;3. 纤毛;4. 基膜;5. 梭形
★结缔组织　　　　　　　　　　　　　　　　　　　　　　细胞;↑锥形细胞

(五)复层扁平上皮(图 2-6)

材料来源:狗食管。方法:HE 染色。

低倍 食管腔面被覆未角化的复层扁平上皮,细胞层次多,各处厚薄不一。上皮的基部与深部结缔组织的连接凹凸不平,浅红色的结缔组织呈指状或乳头状突入上皮。

高倍 浅层的上皮细胞呈扁平状,胞质着淡红色,胞核小、呈杆状,与上皮表面平行。中间层的上皮细胞呈多边形,细胞界限较清楚,胞质嗜酸性,核圆形或卵圆形,位于中央。基底层的细胞为矮柱状,核椭圆形。上皮基部的基膜薄,且不明显。

(六)变移上皮

1. 变移上皮(图 2-7)

材料来源:狗膀胱(空虚状态)。方法:HE 染色。

低倍 腔面被覆变移上皮,上皮较厚,细胞层次多,表层的细胞体积大,上皮基底面与结缔组织交界处较平坦。上皮各处厚薄较一致。

高倍 自上皮的浅层向基底层方向顺次观察。浅层为一层盖细胞,细胞大而厚,一个细胞可覆盖几个中间层细胞,有1~2个核,细胞质丰富,嗜酸性,着色较红。中间层为数层多边形细胞。基底层为一层立方或低柱状细胞。变移上皮与结缔组织之间的基膜较薄。

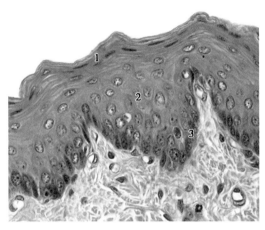 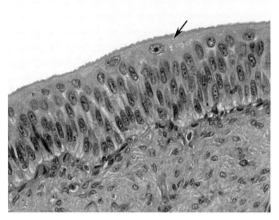

图2-6 未角化复层扁平上皮(HE染色,高倍)   图2-7 变移上皮(膀胱空虚状态)(HE染色,高倍)
1.浅层细胞;2.中间层细胞;3.基底层细胞   ↑盖细胞

2.变移上皮(图2-8)

材料来源:狗膀胱(充盈状态)。方法:HE染色。

低倍 膀胱壁变薄,腔面的变移上皮变薄,细胞层数少。

高倍 盖细胞变为扁平状,核呈扁椭圆形。上皮细胞层数减少,但上皮基底面与结缔组织交界处仍然较平坦。上皮各处厚薄仍较一致。

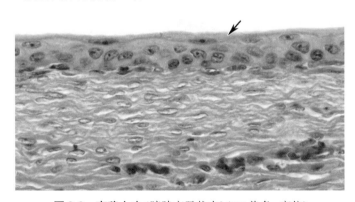

图2-8 变移上皮(膀胱充盈状态)(HE染色,高倍)
↑盖细胞

三、思考题

1. 试述胃、小肠、大肠、子宫、输卵管的单层柱状上皮结构的差异。
2. 通过观察切片,总结上皮组织的一般特点。
3. 比较复层扁平上皮和变移上皮的结构特点。

(王小丽)

第3章 结缔组织

一、实验目的

1. 掌握疏松结缔组织的形态结构与细胞成分。
2. 熟悉致密结缔组织和脂肪组织的结构。

二、切片观察

（一）疏松结缔组织（铺片）（图 3-1）

材料来源：兔皮下组织。方法：活体注射台盼蓝入腹腔，HE 染色。

肉眼 此标本为剪取皮下组织后，用探针撑开于玻片上形成。由于标本的不同部位厚薄不匀，故颜色深浅不一。

低倍 纤维交叉成网，细胞散在于纤维之间。选择铺片着色浅的部位，于高倍镜下观察。

高倍 注意在此切片中分辨两种纤维和两种细胞。

1. **胶原纤维** 数量多，染成粉红色。纤维粗大，有分支。

2. **弹性纤维** 数量少，细而直，染色较深，折光性强，弹性纤维直形，断端常卷曲。

3. **成纤维细胞** 细胞大，呈扁平多突形，中央稍厚，边缘较薄，细胞边缘不清。胞质弱嗜碱性，核较大，呈卵圆形，染成浅红色。

4. **巨噬细胞** 细胞形状不定，呈圆形、卵圆形或不规则形，边界较清楚。胞质嗜酸性，内含大小不等的蓝色台盼蓝颗粒。核多偏位，较小，染色较深。

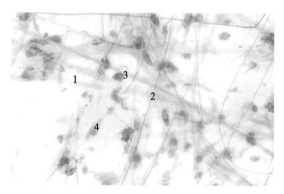

图 3-1 疏松结缔组织铺片（HE 染色，高倍）
1. 胶原纤维；2. 弹性纤维；3. 巨噬细胞；4. 成纤维细胞

（二）疏松结缔组织（切片）（图 3-2）

材料来源：狗胃底。方法：HE 染色。

肉眼 染成紫蓝色的为腔面的黏膜层，另一面染成红色的是肌层，两层之间着色浅的区域即黏膜下层的疏松结缔组织。

低倍 纤维排列疏松，纤维之间有较多空隙。细胞核散在分布。可见多个大小不等的血管切面。

高倍　胶原纤维染成浅红色,粗细长短不等,断面不同,量多,其间夹有弹性纤维,不易分辨。细胞分散于纤维之间,较小,核多为梭形或卵圆形,染色深,细胞类型难以区分,多为纤维细胞的核。

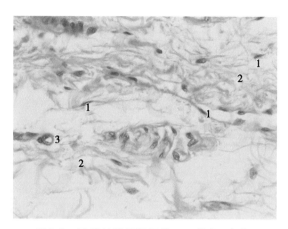

图3-2　疏松结缔组织切片(HE染色,高倍)
1. 纤维细胞;2. 胶原纤维;3. 毛细血管

(三)不规则致密结缔组织(图3-3)

材料来源:人掌皮。方法:HE染色。

肉眼　染成紫红色的为角化的复层扁平上皮,即表皮,其深面着红色区为致密结缔组织,为真皮。

低倍　纤维被染成红色,排列紧密,细胞少。

高倍　大量的胶原纤维,粗而密,排列方向不一,故有横切、纵切和斜切等断面,其间弹性纤维不易区分。细胞少,散在于纤维之间,核染色深,胞质甚少,细胞类型难以分辨。

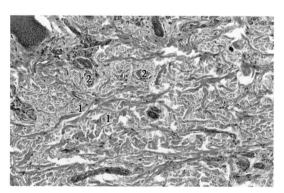

图3-3　不规则致密结缔组织(HE染色,高倍)
1. 不同切面的胶原纤维;2. 小血管

(四)规则致密结缔组织(图3-4)

材料来源:人跟腱(肌腱)。方法:HE染色。

低倍　为纵切面,胶原纤维染成红色,紧密平行排列。较粗的纤维束之间有少量疏松结缔组织。腱细胞平行排列成行,位于胶原纤维束之间。

高倍　胶原纤维束粗大,呈明显的波纹状。腱细胞胞质轮廓不清,核呈长杆状,着色深蓝。

（五）黄色脂肪组织（图3-5）

材料来源：人皮下组织。方法：HE染色。

低倍　脂肪组织被疏松结缔组织分隔成若干小叶，小叶内有成团的空泡状脂肪细胞，故整体上呈纤细的网状结构。片中若干个圆形结构为汗腺的分泌部与导管。

高倍　脂肪细胞很大，呈圆形或多边形，胞质被一巨大脂滴充满，制片时脂滴被溶解，故细胞呈空泡状，空泡周围为少量剩余胞质。核被脂滴挤到细胞一侧，呈扁平状，染色较浅。纤维细胞位于结缔组织中，核呈梭形，染色较深。

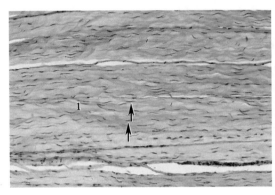
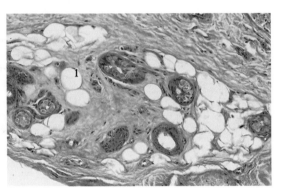

图3-4　规则致密结缔组织（HE染色，高倍）　　　图3-5　黄色脂肪组织（HE染色，高倍）
1.胶原纤维；↑腱细胞的核　　　　　　　　　　　1.脂肪细胞的核

三、示教切片

（一）浆细胞

材料来源：人慢性炎症的结缔组织。方法：HE染色。

高倍　细胞呈卵圆形，胞质嗜碱性强，染成蓝紫色，近核处一着色浅的亮区；核常位于细胞的一端，染色质致密呈块状，多位于核膜内面，呈辐射状（钟面状）排列。

（二）网状组织

材料来源：淋巴结。方法：镀银染色。

肉眼　淋巴结呈棕黑色椭圆形，选择着色浅的部位观察网状组织。

低倍　网状纤维呈黑色，较细，有分支，交织成网。

高倍　网状细胞依附于网状纤维，呈星形，多突起；胞核较大，圆形或卵圆形，核仁明显；胞质着色浅。

四、思考题

1.如何区分疏松结缔组织铺片中的成纤维细胞和巨噬细胞？为何有些成纤维细胞胞质内也有蓝色的台盼蓝颗粒？

2.疏松结缔组织与致密结缔组织有何结构性区别？这种区别与它们的分布有关吗？

3.通过切片观察理解结缔组织的一般结构特点，并比较其与上皮组织的区别。

（刘俊文）

第4章 软骨和骨

一、实验目的

1. 掌握透明软骨的结构。
2. 掌握骨组织及密质骨的结构。
3. 掌握骨组织发生的基本过程。
4. 熟悉弹性软骨的基本结构。

二、观察切片

（一）透明软骨（图4-1）

材料来源：狗气管。方法：HE染色。

肉眼 标本为气管横切面，其中有蓝色"C"字形的透明软骨。

低倍 找到染成蓝色的透明软骨，观察如下结构：

1. 软骨膜 位于透明软骨表面，由致密结缔组织构成，外层纤维多。
2. 软骨组织 基质染成蓝色，但着色深浅不一，浅层基质染色较浅，深层基质染色较深，软骨细胞周围的基质着色深。软骨细胞形态不一致，靠近软骨膜的细胞较小，呈扁椭圆形，单个分布，与软骨膜平行排列。在软骨深部，细胞较大，呈圆形或椭圆形，成对或成群分布，即同源细胞群。

高倍

1. 软骨囊 为软骨细胞周围的基质，嗜碱性强，染色较深。
2. 软骨细胞 生活状态时，软骨细胞充满整个软骨陷窝内，经固定和脱水后，细胞收缩为星形，细胞与软骨囊之间出现透亮的空隙。

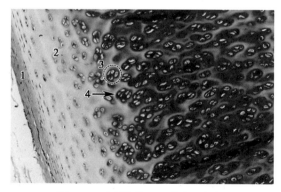

图4-1 透明软骨（HE染色，高倍）
1. 软骨膜；2. 幼稚软骨细胞；3. 同源细胞群；4. 软骨囊

（二）弹性软骨（图4-2）

材料来源：人的耳郭。方法：HE染色。

肉眼 标本中部有一紫红色的带状组织，即弹性软骨。

低倍 弹性软骨与透明软骨相似，主要不同是基质中含大量弹性纤维，交织成网。弹性纤维折光率强，着亮红色。

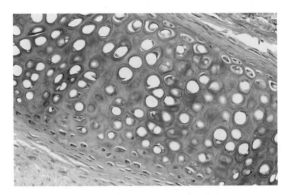

图 4-2 弹性软骨（HE 染色，高倍）

（三）密质骨（骨磨片）（图 4-3）

材料来源：人的长骨干（脱钙后）。方法：硫堇 - 苦味酸法。

低倍 因标本由骨干制作，故切片中无软组织，主要分辨骨干横切面中的四种骨板。

1. 外环骨板 较厚，为数层或十几层排列整齐的环形骨板，与骨表面平行，其内含直径较小的穿通管。

2. 内环骨板 较薄，面向骨髓腔，仅由数层骨板构成，排列不规则并常有间断，表面附有骨小梁。骨小梁为针状突起，也是由数层骨板构成的。

3. 哈弗斯系统（骨单位） 此层最厚，位于内、外环骨板之间。骨单位呈圆、卵圆或不规则形，大小不等。由环形的哈弗斯骨板同心圆围绕中央管构成。有时可见与中央管垂直相连的穿通管，呈纵切面。

4. 间骨板 在骨单位之间或骨单位与内、外环骨板之间，为一些形状不规则、方向不一的平行骨板。

高倍

1. 骨陷窝 位于骨板间或骨板内，单个分散排列，呈椭圆形，着深褐色。

2. 骨小管 从骨陷窝向四周伸出的许多放射状小管，相邻骨小管相互连接。

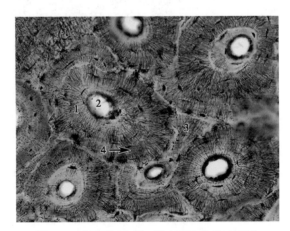

图 4-3 密质骨（硫堇 - 苦味酸法染色，高倍）
1. 骨单位；2. 中央管；3. 间骨板；4. 骨小管

（四）骨发生（图 4-4～图 4-6）

材料来源：胎儿指骨。方法：HE 染色。

肉眼 标本为胎儿手指的纵切面，表面为皮肤，内部有一节半或两节指骨。选择一完整的指骨观察，两端膨大为骨骺与关节软骨，呈浅蓝色，是透明软骨；中间为骨干，染成红色，骨干深部是骨组织和骨髓。

低倍 指骨属于长骨，其发生方式主要是软骨内成骨。发生过程包括以下四个阶段：软骨雏形形成、骨领形成、初级骨化中心与骨髓腔形成、次级骨化中心与骨骺形成。此标本已发展到第三个阶段。

1. **骨领** 骨髓腔周围已经形成较厚的骨领，嗜酸性，可见骨陷窝及其中的骨细胞。骨领不断增厚并不断向两端延伸，逐渐钙化形成骨干，这是长骨增粗的方式。骨领表面的致密结缔组织为骨膜，骨膜与骨领之间可见一层成骨细胞。

2. **初级骨化中心** 位于骨干中部，其中仍可见一些过渡型骨小梁，其特点为以钙化的软骨基质（染成蓝色）为中轴，表面覆以骨组织（染成红色）。过渡型骨小梁之间为初级骨髓腔，充满红骨髓，其内含发生中的血细胞。

3. 骨的加长是通过骺板的不断生长并替换成骨组织实现的，其过程在切片上表现为从软骨端向骨髓腔方向的五个区：

（1）软骨储备区：位于骺板的骨干侧，软骨细胞小，分散存在，软骨基质着色浅。

（2）软骨增生区：位于软骨储备区的骨干侧，软骨细胞增大，同源细胞群沿骨长轴纵行排列。

（3）软骨成熟区：紧接软骨增生区，软骨细胞明显增大，同源群细胞的纵向排列更明显，形成一串串并列的软骨细胞柱，细胞柱之间的软骨基质嗜碱性增强。

（4）软骨钙化区：紧临软骨成熟区，软骨细胞更大，细胞呈空泡状，核固缩。细胞退化死亡，留下大陷窝。有钙盐沉积，染成蓝色。

（5）成骨区：在残留蓝色的软骨基质表面，被覆薄层红色的新生骨组织，共同形成条索状的过渡型骨小梁。骨小梁伸向骨干中央的骨髓腔。

高倍 着重观察成骨细胞、骨细胞和破骨细胞。

1. **成骨细胞** 分布在骨领的外表面和成骨区新生骨组织的表面。细胞整齐排列成一行，细胞呈矮柱状、椭圆形或不规则形，胞质嗜碱性，呈紫蓝色。

2. **骨细胞** 位于骨组织中，单个散在，由于细胞收缩，其周围出现空隙，即骨陷窝。

3. **破骨细胞** 数目较少，常位于骨组织的凹面，细胞体积大，呈不规则形，有多个细胞核，胞质嗜酸性强，染成红色。

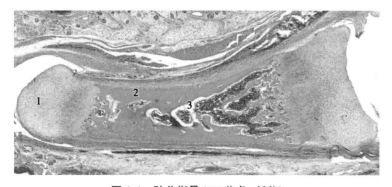

图 4-4　胎儿指骨（HE 染色，低倍）

1. 骨骺；2. 骨干；3. 骨髓腔

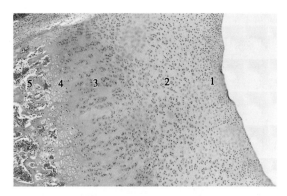

图4-5 长骨加长过程分区（HE 染色，高倍）

1. 软骨储备区；2. 软骨增生区；3. 软骨成熟区；4. 软骨钙化区；5. 成骨区

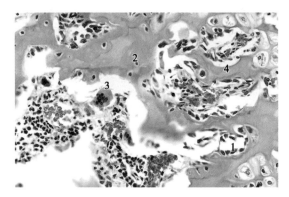

图4-6 成骨区（HE 染色，高倍）

1. 成骨细胞；2. 骨细胞；3. 破骨细胞；4. 过渡型骨小梁

三、示教切片

纤维软骨

材料来源：人的椎间盘。方法：HE 染色。

低倍

1. 胶原纤维　数量多，平行或交错排列。
2. 软骨细胞　数量较少，位于纤维束之间，常成行排列。
3. 基质　很不明显，仅见于软骨细胞周围。

四、思考题

1. 通过切片的观察，请总结骨组织发生的基本过程。

2. 软骨囊之间基质中含胶原原纤维较多，为什么不易分辨？为何软骨囊着色较其他部位的基质深？

3. 骨小管彼此相通，有何功能意义？间骨板是如何形成的？

（刘俊文）

第5章 血 液

一、实验目的

1. 掌握各种外周血细胞的光镜结构特点。
2. 了解血涂片的制作方法。
3. 了解各种红骨髓血细胞的光镜结构特点。

二、Giemsa 染色血涂片的制作过程

1. 采血　从耳垂或手指经乙醇消毒后针刺采血,第一滴血弃掉,再采血 1 滴置洁净玻片上用于血涂片制备。

2. 制作涂片　左手平执载玻片,或放在类似桌子等平坦地方,右手持推片从后方移动接近血滴,使血液沿推片边缘展开,将推片与载玻片呈 30°～45°,用均匀速度向前将血液推成厚薄适宜的血涂片,血涂片应呈舌状,头、体、尾三部分,且清晰可见。

3. 干燥涂片　将推好的血涂片在空气中晃动,使其迅速干燥。

4. 固定　将干燥的血涂片用甲醇固定 5～10 分钟。

5. Giemsa 染液配制　Giemsa 染液原液和 pH 6.4～6.8 磷酸缓冲液 1:9 配制成 Giemsa 染色液。

6. 染色　将固定的血涂片置于 Giemsa 染液中,浸染 10～30 分钟(标本较少可用滴染)。取出用流水冲洗。

7. 透明及封固　血涂片水洗后晾干,用二甲苯透明 2 次,每次 5 分钟。最后中性树胶封固。

8. 镜下观察　标准的血涂片呈一很薄的"血膜",肉眼观血涂片均匀、厚薄适中,一端平直(后端),另一端呈圆弧形(前端),故整体呈舌形;低倍镜可见血细胞无过多重叠、单个细胞为多数、均匀。

9. 白细胞分类计数　在血涂片上随机选一视野(勿在涂片边缘),在纸上以画"正"字的方式分别计数视野内的各种白细胞;然后横向或纵向推移载玻片,计数相邻视野内的白细胞;依次移动视野和计数,直至总计数达 100 个为止。其中各种白细胞的数量即其在血液白细胞总数中的百分比。

三、切片观察

血涂片(图 5-1,图 5-2)

材料来源:人外周血。方法:Giemsa 染色。

肉眼　血液被涂染成粉红色薄膜,选较薄而均匀的部位镜下观察。

低倍　可见大量圆形、粉红色、无核的红细胞。红细胞间散布着胞体较大、核染成紫蓝色、形态多样的白细胞。

高倍(或油镜)

1. 红细胞　数量很多,较小,呈双凹圆盘状,即细胞周边染色深,中央染色浅。无胞核,胞质橘红色。

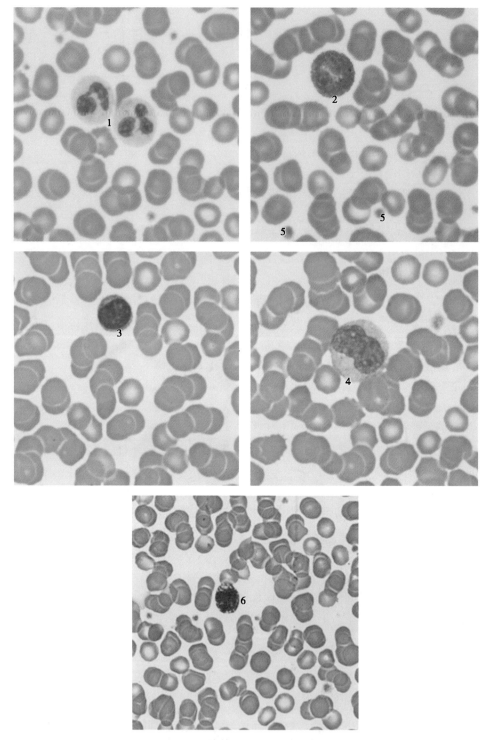

图 5-1　血涂片（Giemsa 染色，高倍）

1. 中性粒细胞；2. 嗜酸性粒细胞；3. 淋巴细胞；4. 单核细胞；5. 血小板；6. 嗜碱性粒细胞

2. 白细胞　移动标本，寻找各种白细胞进行辨认。

（1）中性粒细胞：体积比红细胞大，呈圆形；核深染，呈弯曲杆状或分为 2～5 叶；胞质呈浅粉红色（为大量特殊颗粒），可见细小的紫红色嗜天青颗粒（油镜下这两种颗粒较明显）。

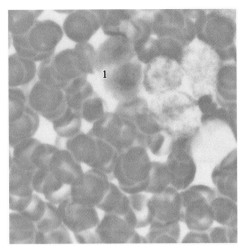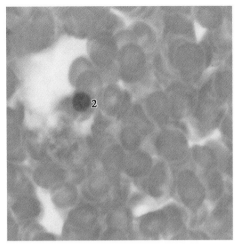

图 5-2 红骨髓涂片（Wright 染色，高倍）
1. 中幼红细胞；2. 晚幼红细胞

（2）嗜酸性粒细胞：略大于中性粒细胞；核多为 2 叶，常呈"八"字形或眼镜形，胞质内充满粗大、均匀、砖红色颗粒。

（3）嗜碱性粒细胞：数量极少，不易找到。胞体大小似中性粒细胞；核着色较浅，呈 S 形或不规则形，常被颗粒掩盖而不明显；胞质内可见大小不等、分布不均的蓝紫色颗粒。

（4）单核细胞：胞体最大，圆或卵圆形；核呈肾形、马蹄铁形或扭曲折叠的不规则形，染色较浅，多位于细胞一侧；胞质丰富，呈灰蓝色。

（5）淋巴细胞：胞体大小不等，以小淋巴细胞为多。小淋巴细胞大小似红细胞，核圆，一侧常有浅凹，染色质粗密呈块状，着色深；胞质极少，甚至不易分辨，呈蔚蓝色。中淋巴细胞略大，核染色略浅；胞质较小淋巴细胞多。

3. 血小板 染成紫蓝色，位于血细胞之间，常聚集成群。少数单个存在的血小板呈现为梭形或不规则形，中央含蓝紫色血小板颗粒，为颗粒区；周边呈极浅的灰蓝色，为透明区。

四、示教切片

（一）网织红细胞

标本来源：人血液。方法：涂片，煌焦油蓝活体染色。

油镜 网织红细胞很少，大小与成熟红细胞相仿，但细胞内有被染成蓝色的不规则的颗粒或细网。

（二）红骨髓涂片

材料：人红骨髓。方法：涂片，Wright 染色。

低倍 视野内充满发育不同阶段的各种血细胞。

高倍或油镜

1. 红细胞系

（1）原红细胞：胞体大而圆，胞质呈强嗜碱性，核大而圆，染色质呈细粒状，核仁 2～3 个。

（2）早幼红细胞：胞体较小，胞质嗜碱性，核圆且小，染色质颗粒变粗，偶见核仁。

（3）中幼红细胞：胞体小，胞质弱嗜碱性，并具有蓝色和橘红色相间呈多染性。核更小，染色质呈块状，染色深。

（4）晚幼红细胞：胞质呈橘红色，因含大量血红蛋白所致，核小而固缩，染成深蓝色，常位于细胞的一侧。

2. 粒细胞系

（1）原粒细胞：细胞圆形，胞质较少，嗜碱性，呈淡蓝色。核大圆形，染色质细网状，排列疏松，呈紫红色，核仁较多。

（2）早幼粒细胞：胞体略大，胞质弱嗜碱性，淡蓝色，出现嗜天青颗粒及少数特殊颗粒。核变小，卵圆形，偏于一侧，染色质较粗，偶见核仁。

（3）中幼粒细胞：细胞小，胞质弱嗜碱性，可见嗜天青颗粒及多数特殊颗粒。核呈半圆形。

（4）晚幼粒细胞：细胞小，胞质中颗粒更明显增多。核呈肾形，染色质致密呈块状，染色深。

3. 巨核细胞系

巨核细胞是骨髓中体积最大的细胞，形态不规则，胞质弱嗜酸性，含有丰富的血小板颗粒。核呈分叶状，染色质排列密集，着色深。

五、思考题

1. 描述红细胞的镜下结构特点，思考这些结构特点与红细胞功能的关联性。

2. 如何在镜下区分三种有粒白细胞？可列表比较。

3. 如何在镜下区分两种无粒白细胞？

（李冬梅）

第6章 肌 组 织

一、实验目的

1. 掌握骨骼肌肌纤维的结构特点。
2. 掌握心肌肌纤维的结构特点。
3. 熟悉平滑肌肌纤维的结构特点。

二、切片观察

(一)骨骼肌(图6-1)

材料来源：兔舌。方法：HE染色。

肉眼 舌表面薄层蓝色结构，为复层扁平上皮；内部红色的组织主要为骨骼肌。

低倍 纵切面的骨骼肌纤维呈长带状，平行排列。每条骨骼肌纤维有许多细胞核，位于肌纤维的周边。横切面的骨骼肌纤维呈圆形、椭圆形或多边形，直径大小不一，肌浆染成粉红色。肌纤维之间为结缔组织，其中可见脂肪细胞和小血管等结构。

高倍

1. 纵切面 每条肌纤维有多个细胞核，着色浅，扁椭圆形，位于肌膜的下方。肌浆强嗜酸性，内有许多沿肌纤维长轴平行排列的肌原纤维，呈细丝状。每条肌纤维中，可见明暗相间（即嗜酸性染色深浅不同）的周期性横纹。色深的为暗带，相邻两暗带之间为色浅的明带。

2. 横切面 肌纤维内的肌原纤维呈红点状，肌纤维的核圆形，位于肌膜之下。

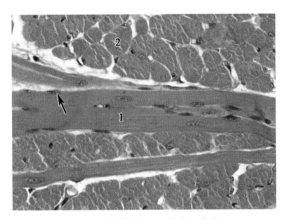

图6-1 骨骼肌（HE染色，高倍）

1. 骨骼肌纤维纵切面（可见横纹）；2. 骨骼肌纤维横切面；↑示骨骼肌纤维核

(二)心肌(图6-2)

材料来源：羊心。方法：HE染色。

低倍 心肌纤维呈红色，移动视野可见各种切面。横切面的心肌纤维呈圆形、椭圆形或不规则形，大小不等。心肌纤维大的横切面含细胞核。纵切面的心肌纤维呈短带状，有分支，相互连接。椭圆形的细胞核、着色浅、位于心肌纤维中央。在心肌纤维间有少量疏松结缔组织和小血管。

高倍

1. 横切面　心肌纤维横切面大小不等，有的心肌纤维中央可见圆形的核，有的未切到核；核周的胞质染色浅；肌纤维内可见红点状的肌原纤维。

2. 纵切面　心肌纤维短柱状有分支。心肌纤维内也有横纹和肌原纤维，但均不及骨骼肌的清楚。心肌纤维的核呈椭圆形，1～2个，位于细胞中央；核周胞质染色浅，有的细胞可见棕黄色的脂褐素。相邻心肌纤维的连接处，可见呈深红色短线状的闰盘，与心肌的长轴垂直。有的部位闰盘呈阶梯样排列。心肌纤维之间有丰富的毛细血管。

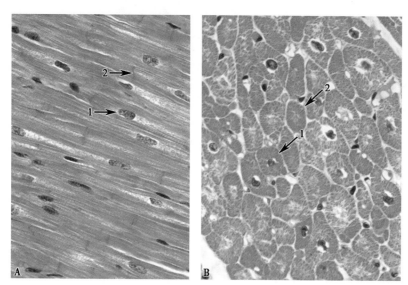

图6-2　心肌（HE染色，高倍）

A. 纵切面　1. 心肌纤维核；2. 闰盘

B. 横切面　1. 切到核的心肌纤维；2. 未切到核的心肌纤维

（三）平滑肌（图6-3）

材料来源：狗膀胱。方法：HE染色。

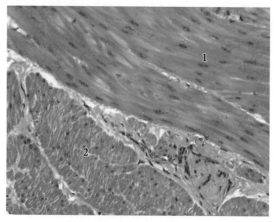

图6-3　平滑肌（HE染色，高倍）

1. 平滑肌纵切面；2. 平滑肌横切面

低倍 膀胱壁中部着红色的组织为平滑肌,膀胱的平滑肌分为三层:内纵行、中环行和外纵行。由于各层平滑肌有相互交错现象,故各层分界不清。选择平滑肌纤维纵切面和横切面相邻的部位换高倍镜观察。

高倍

1. 纵切面 平滑肌纤维呈长梭形,相互交错,密集排列。肌纤维核位于细胞中央,呈杆状或长椭圆形,常扭曲,染色较深;肌浆呈红色,无横纹和肌原纤维。

2. 横切面 平滑肌纤维呈大小不等的圆形或多边形,切面较大的细胞中央可见核,切面较小的细胞未切到核。

三、示教切片(图6-4)

心肌肌纤维闰盘

材料来源:羊心脏。方法:碘 - 苏木素染色。

低倍 心肌纤维染成紫蓝色,选择其纵切面部位观察。

高倍 心肌纤维呈短柱状有分支,肌纤维核1～2个、椭圆形、着色浅、位于肌纤维的中央。相邻心肌纤维及其分支连接处,着深蓝色的阶梯状粗线,即闰盘。心肌的横纹细而直,其着色较闰盘浅。

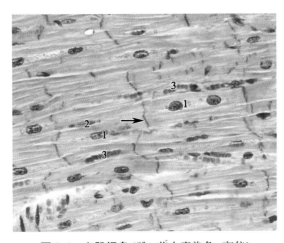

图6-4 心肌闰盘(碘 - 苏木素染色,高倍)

↑示闰盘;1.心肌肌纤维的核;2.成纤维细胞的核;3.毛细血管中的红细胞

四、思考题

1. 试比较骨骼肌、心肌与平滑肌三种肌纤维光镜结构的异同。

2. 在骨骼肌和心肌肌纤维的横切面上可以观察到横纹吗?为什么?

3. 描述一块骨骼肌的组织学结构。

(王小丽)

第7章 神经组织

一、实验目的

1. 掌握神经元的形态结构特点和化学突触的电镜结构特点。
2. 掌握有髓神经纤维的结构特点。
3. 了解神经末梢和神经胶质细胞的基本形态结构。

二、切片观察

（一）神经元（图7-1）

材料来源：猫脊髓横切面。方法：HE染色。

肉眼 脊髓横切面呈扁圆形，外包脊膜。周围浅红色部分为白质。中央蓝紫色部分为灰质，形如蝴蝶，其中两个较短粗的突起为前角，相反方向的细长突起为后角。将前角置于镜下。

低倍 在脊髓灰质前角，可见许多大小不一的多极神经元，神经元周围的小细胞核为神经胶质细胞的核，其胞体不能分辨。选结构较完整的神经元，换高倍镜观察。

高倍

1. 胞体 较大，呈不规则形；核居中，大而圆，核膜明显，常染色质多，着色浅，核仁大而圆；胞质内有强嗜碱性、深紫蓝色的尼氏体，呈斑块或颗粒状，大小不等，分布均匀。
2. 树突 可切到一至多个树突根部，由胞体伸出时较粗，逐渐变细，可含尼氏体。
3. 轴突 胞体发出轴突的部位不含尼氏体，染色浅，可呈圆锥形，为轴丘；从轴丘发出较细的轴突（因仅有一个轴突，故多数神经元未切到）。

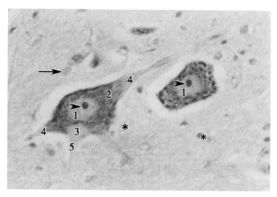

图7-1 脊髓运动神经元（HE染色，高倍）

1. 细胞核；2. 尼氏体；3. 轴丘；4. 树突；5. 轴突；↑神经胶质细胞核；* 神经胶质细胞核；➤核仁

（二）神经与神经纤维（图7-2，图7-3）

材料来源：人坐骨神经。方法：HE染色。

低倍 观察横切面。神经内包含几个圆形的神经束。包裹在神经最表面的结缔组织为神经外膜。神经束膜包裹在神经束，而神经束内含多条直径大小相近的神经纤维，神经纤维间有少量结缔组织，为神经内膜。

高倍 横切面观，每条神经纤维呈圆形，中央蓝色点状结构是轴突。轴突周围是髓鞘，呈网状或放射状，染色浅，为施万细胞多层细胞膜同心卷绕而形成，由于细胞膜的类脂制备切片时被溶解，故仅见少量残留的网状蛋白质。纵切面观，神经纤维呈长条状平行排列。神经纤维中央染成蓝色的一条线是轴突。轴突周围明亮处呈网状结构为髓鞘。以髓鞘为界，施万细胞胞质分为内侧胞质和外侧胞质。内侧胞质极薄，在光镜下难于分辨；外侧胞质略厚，可见施万细胞的长椭圆形细胞核。神经纤维上隔一定距离有一缩窄部，髓鞘中断，为郎飞结。

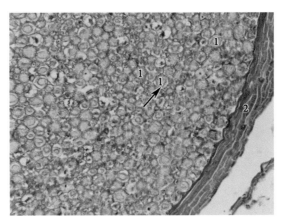

图 7-2 神经纤维（横切面）（HE 染色，高倍）
1. 轴突；2. 神经束膜；↑示一根神经纤维的横断面

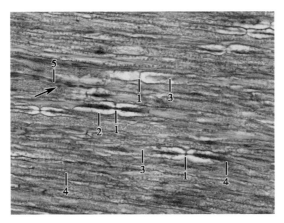

图 7-3 神经纤维（纵切面 HE 染色 高倍）
1. 郎飞结；2. 神经纤维最外缘；3. 轴突；4. 髓鞘；5. 神经内膜；↑施万细胞核

（三）触觉小体和环层小体

材料来源：人手指掌侧皮肤。方法：HE 染色。

1. 触觉小体（图 7-4）

低倍 指皮的表面为角化的复层扁平上皮，上皮下方的结缔组织为真皮，结缔组织向上内突出，形成许多乳头，叫真皮乳头。有的乳头内有卵圆形的结构，为触觉小体。

高倍 小体内有许多横列的扁平细胞，细胞核明显；小体外包薄层结缔组织被囊。HE 染色不能显示神经纤维末梢。

2. 环层小体（图7-5）

　　低倍　在皮肤深层或与皮下组织交界处，可以看到一些大的圆形或卵圆形的环层结构，染色很淡的就是环层小体。

　　高倍　多层扁平细胞呈同心圆排列，中央有均质状、淡粉红色细杆（纵切面）或圆点（横切面），即圆柱体。HE染色不能显示其中的神经纤维末梢。

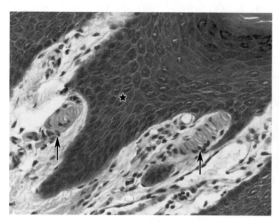 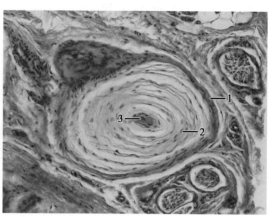

图7-4　触觉小体（HE染色，高倍）　　　　　图7-5　手指皮肤（HE染色，高倍）

↑触觉小体；★皮肤的表皮　　　1. 结缔组织被囊；2. 扁平细胞；3. 圆柱体（神经纤维）

三、示教切片

（一）神经原纤维

　　材料来源：脊髓。方法：镀银染色。

　　低倍　在灰质前角选一清晰的、棕黄色多极神经元，换高倍镜观察。

　　高倍　神经原纤维呈棕黑色细丝状，在神经元胞体内，交织成网，也伸入树突和轴突，渐成平行排列。

（二）运动终板

　　材料来源：肋间肌或眼轮匝肌。方法：铺片，氯化金染色。

　　低倍　骨骼肌纤维可呈淡紫蓝色，横纹清晰；神经纤维呈黑色线状，成束存在，每条神经纤维的分支末端贴附于骨骼肌纤维表面。

　　高倍　单根神经纤维末端分支膨大，呈爪状或葡萄状，附着在肌纤维表面，形成运动终板。仔细观察单根神经纤维末端膨大的纽扣状或爪状紧贴肌膜组成的运动终板。

四、思考题

　　1. 神经元的类型及其形态结构特点是什么？

　　2. 有髓神经纤维的结构特点是什么？神经、神经束、神经纤维和神经原纤维的相互关系是什么？

　　3. 神经胶质细胞的种类、结构特点和功能是什么？

　　4. 切片中，如何区分神经元的树突与轴突？

（朱永红）

第8章 神经系统

一、实验目的

1. 掌握大脑皮质、小脑皮质和脊髓灰质的光镜结构。
2. 了解脊神经节的光镜结构。

二、切片观察

（一）大脑（大脑半球）

材料来源：猫大脑。方法：HE染色。

肉眼 表面皮质凹陷形成沟，隆起处为回。切片周边深染处为皮质，浅染处为髓质。

低倍（图8-1）

1. 软脑膜 被覆在大脑皮质表面，为薄层结缔组织，内含小血管。

2. 皮质 大脑皮质的神经元分层排列，在HE染色切片，各层界限不十分清晰，主要显示神经元的胞体、胞核及神经胶质细胞核。一般分为6层，但由于切片取材部位不同，可有一定差别。寻找细胞层次较清楚的部位，由浅至深依次观察：

（1）分子层：位于表层，染色浅，细胞少而小，排列稀疏，主要是水平细胞和星形细胞。

（2）外颗粒层：较薄，细胞密集，由许多颗粒细胞和少量小型锥体细胞构成，后者形态较清楚，胞体呈锥形。

（3）外锥体细胞层：较厚，细胞排列较稀疏，主要是中、小型锥体细胞，以中型占多数。

（4）内颗粒层：不明显，有颗粒细胞和少量锥体细胞。

（5）内锥体细胞层：主要为分散的大、中型锥体细胞。

（6）多形细胞层：较厚，细胞散在，有多种细胞，以梭形细胞为主。与内锥体细胞层和髓质分界不清。

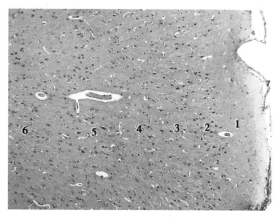

图8-1 大脑皮质（HE染色，低倍）

1. 分子层；2. 外颗粒层；3. 外锥体细胞层；4. 内颗粒层；5. 内锥体细胞层；6. 多形细胞层；7. 软脑膜

3. 髓质 呈浅粉色，可见粉红色的神经纤维和深染的神经胶质细胞核。

高倍 在内锥体细胞层选切面较完整的大锥体细胞进行观察。其胞体呈锥形，核圆，位于中央；胞体尖端发出顶树突（只见根部），伸向皮质表面；轴突自胞体底部发出，因切面关系不易见到。

（二）小脑

材料来源：猫小脑。方法：HE染色。

肉眼 小脑表面有许多叶片及沟。每个叶片浅部较厚，染成淡粉红色，为分子层；分子层深部紫蓝色者为颗粒层；叶片的中心部染成红色，为髓质。

低倍（图8-2）

1. 软脑膜 紧贴小脑表面，并伸入沟裂，为薄层结缔组织，内含小血管。

2. 皮质 由表及里分为明显的三层。

（1）分子层：较厚，含大量粉红色的神经纤维；神经元少而分散，胞核小，着色深，胞质不明显，主要有星形细胞和篮状细胞。

（2）浦肯野细胞层：由一层排列规则的浦肯野细胞胞体构成；胞体硕大，呈梨形，核大而圆，核仁明显；细胞顶端发出1~2条粗的主树突（只见根部）伸向分子层。

（3）颗粒层：较厚，含极为密集的神经元胞体，种类不易区分。

3. 髓质 可见散在的神经胶质细胞核。

高倍 观察浦肯野细胞层。浦肯野细胞体积大，呈梨形，核大而圆，核仁明显；细胞顶端发出2~3条粗的主树突（只见根部）伸向分子层，轴突自胞体底部发出，不易见到。

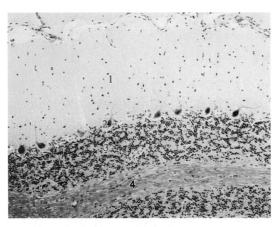

图8-2 小脑皮质（HE染色，低倍）
1. 分子层；2. 浦肯野细胞层；3. 颗粒层；4. 髓质

（三）脊髓（横切面）（图8-3）

材料：猫脊髓。方法：HE染色。

肉眼 脊髓横切面，可见染色深，呈蝴蝶形或H形的灰质位于中央。H形有两个较窄的突起称后角，两个较宽的突起称前角。白质在其外周，染成浅红色。

低倍 先分辨白质和灰质，以及灰质的前角、后角和侧角，脊髓中央的空腔为脊髓中央管，内衬室管膜。

1. 白质 可见大量粗细不一的有髓神经纤维和少量无髓神经纤维横切面，其间有神经胶质细胞核。

2. 灰质　主要成分是多极神经元的胞体、神经纤维和神经胶质细胞。

（1）前角：宽大，神经元数量多，体积较大，多数是躯体运动神经元。

（2）侧角：可见成群较小的交感神经元胞体（有的切片侧角不明显）。

（3）后角：细长，神经元较小，数量较少，分散排列。

高倍　灰质前角（见图7-1），可见运动神经元胞质内有丰富的尼氏体，呈块状。胞核着色淡，呈空泡状，核仁明显。在后角的神经元，大多数细胞体积较小，散在分布。在灰质中央可见中央管，其内覆盖着室管膜上皮。白质中可见粗细不一的占多数的有髓神经纤维的横切面和神经胶质细胞核。

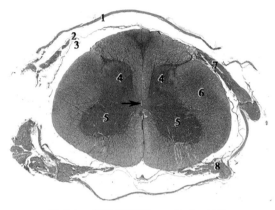

图 8-3　脊髓横切面（HE 染色，低倍）

1. 硬脊膜；2. 蛛网膜；3. 软膜；4. 后角；5. 前角；6. 白质；7. 脊神经背根；8. 脊神经腹根；↑示中央管

（四）脊神经节

材料：猫脊神经节。方法：HE 染色。

肉眼　标本中椭圆形膨大是脊神经节，与脊神经节相连的、较细的是脊神经背根。

低倍　神经节表面有由致密结缔组织构成的被膜；神经节内可见许多节细胞胞体，成群分布；节细胞群之间有平行排列的有髓神经纤维。

高倍（图 8-4）

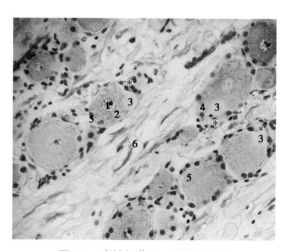

图 8-4　脊神经节（HE 染色，高倍）

1. 节细胞核；2. 胞质内尼氏体；3. 轴丘；* 示假单极神经从轴丘伸出的短小突起；4. 脂褐素；5. 卫星细胞核；6. 有髓神经纤维及郎飞结

1. 节细胞　是假单极神经元,胞体多呈圆形,大小不等,一般大的染色浅,小的染色深;胞质内有许多细颗粒状的尼氏体;核圆,居中,染色浅,核仁明显;自胞体轴丘部位伸出一条短小的突起,其根部在胞体附近盘曲,其 T 分支不易见到。

2. 卫星细胞　每个节细胞胞体周围,均可见一层扁平或立方形的卫星细胞,其细胞核呈圆或卵圆形,染色较浅,胞质不明显。

3. 有髓神经纤维　节细胞群之间可见许多有髓神经纤维的切面。在有髓神经纤维的纵切面可见清晰的郎飞结和位于中央染成紫红色的一条轴突,髓鞘呈粉红色的网状或空泡状。髓鞘边缘可见染色较浅、椭圆形的施万细胞胞核。

三、示教切片

(一)大脑皮质的锥体细胞

材料来源:猫大脑。方法:镀银染色。

镜下　锥体细胞胞体尖端发出一条较粗的顶树突,伸向皮质表面,沿途发出许多小分支。胞体还向周围发出一些水平走向的树突,称基树突。轴突自胞体底部与顶树突相对应的位置发出。

(二)小脑皮质的浦肯野细胞

材料来源:猫小脑。方法:镀银染色。

镜下　浦肯野细胞是小脑皮质中最大的神经元。胞体呈梨形,顶端发出 2～3 条粗的主树突伸向分子层,主树突的分支繁密,如扁薄的扇形展开。树突上有许多树突棘。

四、思考题

1. 试述大脑和小脑光镜结构的相同点和不同点。
2. 试比较脊神经节和交感神经节的异同点。
3. 试述脊髓的组织结构特点。

（丁　英）

第9章 循 环 系 统

一、实验目的

1. 掌握大动脉、中动脉和中静脉、小动脉和小静脉、毛细血管、心壁的光镜结构。
2. 熟悉心瓣膜的光镜结构。
3. 了解毛细淋巴管的光镜结构。

二、切片观察

（一）中动脉与中静脉（图 9-1）

材料来源：人中动脉和中静脉。方法：HE 染色。

肉眼 切片中可见两个血管的横切面，为伴行的中动脉和中静脉。管壁厚、腔小而圆者为动脉；管壁薄、腔大而不规则者为静脉。

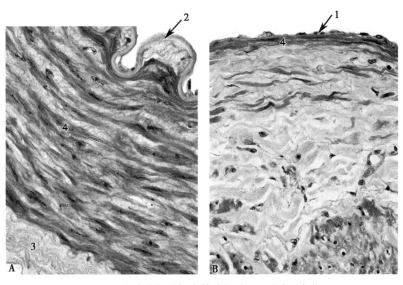

图 9-1 中动脉（A）与中静脉（B）（HE 染色，高倍）
1. 内皮；2. 内弹性膜；3. 外弹性膜；4. 平滑肌纤维

1. 中动脉

从腔面观察，管壁三层膜分界明显。

（1）内膜：最薄。由腔面向外，依次为：

1）内皮：为单层扁平上皮，细胞核染色深，突向腔面。

2）内皮下层：为一层很薄的结缔组织。有些标本内皮几乎紧贴在波浪状的内弹性膜上，该层不明显。

3）内弹性膜：很明显，位于内膜与中膜交界处；为一层均质的嗜酸性结构，折光性强。由于制片过程中管壁收缩，故内弹性膜常呈波浪状。

（2）中膜：很厚，由10～40层环行平滑肌纤维组成，细胞核常因肌纤维收缩而呈扭曲状。平滑肌纤维之间有少量胶原纤维和弹性纤维。

（3）外膜：较厚。在与中膜相连处有多层、断续的外弹性膜。在外膜的外层有疏松结缔组织，其内常见营养血管及神经纤维束等。

2. 中静脉　与中动脉对比观察。

（1）内膜：很薄，内弹性膜不明显。

（2）中膜：明显比中动脉薄，仅有数层稀疏排列的环形平滑肌纤维。

（3）外膜：比中膜厚，无外弹性膜。有的标本，在疏松结缔组织中有纵行平滑肌束（被横切）。

（二）大动脉（图9-2）

材料来源：人大动脉。方法：HE染色。

肉眼　切片呈弓形，凹面为管腔面（内膜面），凸面为外膜面。

低倍　从腔面观察，管壁的三层结构无明显分界

1. 内膜　由内皮和内皮下层构成。

2. 中膜　最厚，含大量弹性膜和平滑肌纤维。

3. 外膜　较中膜薄，主要由疏松结缔组织组成，含营养血管。

高倍　中膜中可见数十层弹性膜。弹性膜平行排列、折光性强、呈波浪状。弹性膜间有梭形的平滑肌纤维。

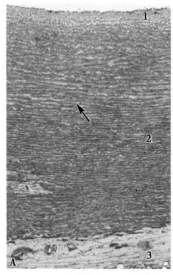
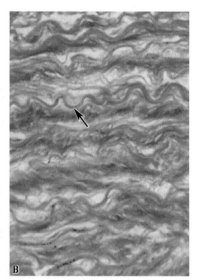

图9-2　大动脉（HE染色，A低倍，B高倍）
1. 内膜；2. 中膜；3. 外膜；↑弹性膜

（三）小动脉与小静脉（图9-3）

小动脉与小静脉存在于许多器官之中。以胃为例，观察典型的小动、静脉结构。

材料来源：人胃。方法：HE染色。

肉眼　高低不平、呈紫蓝色的是胃的黏膜层，另一侧呈粉红色的组织为胃的肌层，二者之间浅色的区域为黏膜下层。

低倍　在黏膜下层的疏松结缔组织中，找到结构典型的小动、静脉。管壁厚、腔小的为动脉；管壁薄、腔大的为静脉。

高倍

1. **小动脉** 较粗的小动脉,可见有内弹性膜紧贴内皮(较细的,则无内弹性膜);中膜有数层环行平滑肌纤维;外膜结缔组织与周围组织无明显界限。

2. **小静脉** 与伴行的小动脉相比,其腔大、壁薄;中膜可见一至数层排列稀疏的平滑肌纤维。

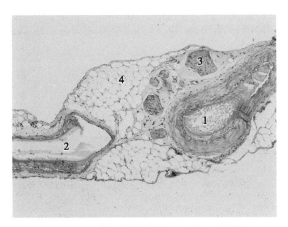

图9-3 **小动脉与小静脉**(HE 染色,低倍)
1. 小动脉;2. 小静脉;3. 神经;4. 脂肪组织

(四)毛细血管(图9-4)

材料来源:人脑垂体。方法:HE 染色。

肉眼 染色浅的部分为神经部,在此处观察毛细血管;染色深的部分为远侧部,在此处观察血窦。

1. **连续毛细血管**(图9-4A)

低倍 在神经部可见很多毛细血管,尤其管腔内有红细胞的更容易分辨。选择横断面中,管腔内有1~2个红细胞;或者纵断面中,管腔内有一排红细胞的管道,在高倍镜下观察。

高倍 毛细血管横切面中,管壁由1~2个内皮细胞围成,内皮细胞含核部分凸向管腔,其余部分很薄。毛细血管纵切面中,可见有两排内皮细胞围成的纵行管道。

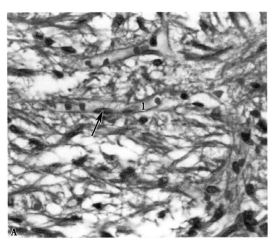
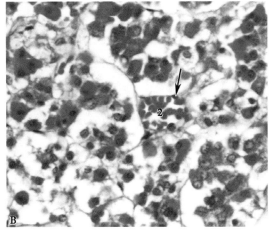

图9-4 **毛细血管**(HE 染色,高倍)
A. 垂体神经部;B. 垂体远侧部
1. 连续毛细血管;2. 血窦;↑示内皮细胞核

2. 血窦（图9-4B）

低倍　在远侧部的细胞之间可见大量血窦。血窦腔大，可以容纳很多红细胞。

高倍　管壁只由一层内皮细胞围成。

（五）心脏

材料来源：人心脏。方法：HE染色。

肉眼　壁薄部分为心房，壁厚部分为心室。二者交界处可见一浅染、向一侧突起的条状结构，此为心瓣膜，此侧则是心腔面。

低倍　由心腔面向心包面观察心室和心房壁。

1. 心内膜　很薄。表面为内皮；内皮下层为很薄的结缔组织（图9-5）。在心室壁，可见心内膜下层，含浅染的浦肯野纤维。

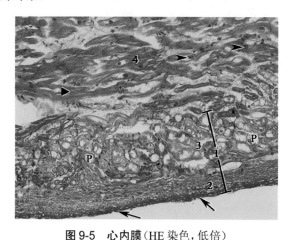

图9-5　心内膜（HE染色，低倍）
1. 心内膜；2. 内皮下层；3. 心内膜下层；4. 心肌膜；↑示内皮；
P. 浦肯野纤维；➤示心肌纤维核；▶示心肌闰盘

2. 心肌膜　最厚，其中心室壁的心肌膜比心房壁厚。可见各种切面的心肌纤维束，其间有少量结缔组织和丰富的血管（图9-6）。心房肌的心肌纤维较细。

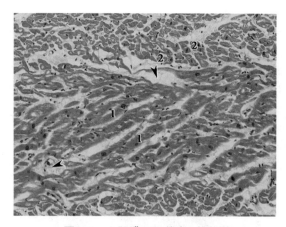

图9-6　心肌膜（HE染色，低倍）
1. 心肌纤维斜切面；2. 心肌纤维横切面；➤示结缔组织

3. 心外膜　较心内膜厚，由疏松结缔组织及间皮构成，可见小血管、神经纤维束和脂肪组织（图9-7）。

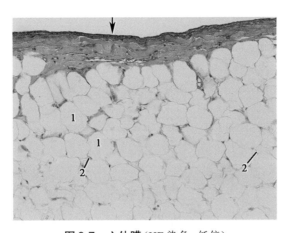

图 9-7　心外膜（HE 染色，低倍）

1. 脂肪细胞；2. 脂肪细胞核；↑示间皮

4. 心瓣膜　由心内膜向腔内折叠形成的结构，表面为内皮，深部为致密结缔组织，还可见平滑肌纤维和小血管（图 9-8）。

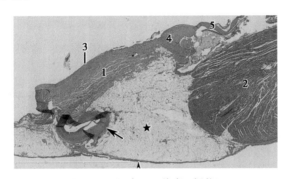

图 9-8　心壁（HE 染色，低倍）

1. 心房肌；2. 心室肌；3. 心内膜；4. 心骨骼；5. 心瓣膜；➤心外膜；↑示冠状动脉；★示脂肪组织

心骨骼　与心瓣膜相连。位于心房心室交界处，为致密的结缔组织。心房和心室的肌肉分别附着于心骨骼上（图 9-8）。

高倍　在心室壁的心内膜下层观察浦肯野纤维。与心肌纤维相比，浦肯野纤维短而粗，形状不规则，呈现不同的切面；核大，1～2 个，位于中央；肌质丰富，染色较浅，肌原纤维较少，分布于细胞周边；闰盘明显（图 9-9）。

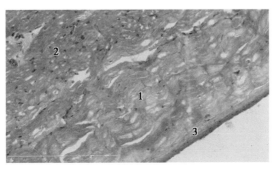

图 9-9　心室壁心内膜下层中的浦肯野纤维（HE 染色，高倍）

1. 浦肯野纤维；2. 心肌纤维；3. 内皮下层

三、示教切片

(一) 大动脉

材料来源：人大动脉。方法：弹性染色。

肉眼 管壁染成紫蓝或棕褐色。

低倍 中膜中有数十层弹性膜，呈波浪状，染成紫蓝色或棕褐色。

高倍 弹性膜间有较细的弹性纤维。

(二) 微动脉与微静脉

微动脉和微静脉亦存在于许多器官内。以中动脉和中静脉标本为例描述该结构的观察。

材料来源：人中动脉和中静脉。方法：HE 染色。

肉眼 在切片中两个血管的交界处，即中动脉和中静脉的外膜中，有营养性的血管。

高倍

1. 微动脉 管径比小动脉小，内膜无内弹性膜，中膜由1～2层平滑肌纤维组成。

2. 微静脉 与伴行的微动脉相比，管壁薄，管腔大而不规则，内皮外侧有散在的平滑肌纤维。

(三) 毛细淋巴管

材料来源：人空肠。方法：HE 染色。

镜下 在小肠绒毛的中轴，可见中央乳糜管（即毛细淋巴管）。管腔比毛细血管大，管壁由一层内皮细胞围成；管腔内有淋巴液。

四、思考题

1. 通过对伴行的动脉和静脉管壁结构的比较，二者在组织结构中的主要区别是什么？

2. 何谓肌性动脉和弹性动脉？二者的结构特点有什么不同？

3. 浦肯野纤维与心肌纤维在结构上的主要区别是什么？为什么？

（郝立宏）

第10章 免疫系统

一、实验目的

1. 掌握胸腺、脾和淋巴结的光镜结构。
2. 熟悉腭扁桃体的光镜结构。

二、切片观察

(一) 胸腺（图 10-1）

材料来源：幼儿胸腺。方法：HE 染色。

肉眼 表面有薄层粉红色被膜，内部为许多大小不等的小叶，小叶周边深蓝色的是皮质，中央色浅者为髓质。

低倍

1. 被膜 由薄层结缔组织构成。结缔组织向内伸入形成小叶间隔，将实质分成许多不完全分离的胸腺小叶。

2. 胸腺小叶 皮质呈强嗜碱性染色，位于小叶周边；髓质嗜碱性较弱，位于小叶深部，内含嗜酸性的胸腺小体；相邻小叶髓质相连续。

高倍

1. 皮质 由密集的胸腺细胞和少量胸腺上皮细胞组成。胸腺细胞体积小，圆形，核染色深，胞质少，强嗜碱性染色。胸腺上皮细胞散在分布，形状不规则；核卵圆形，较大，染色浅，核仁明显；胞质较多，呈弱嗜酸性染色。

2. 髓质 与皮质相比，胸腺上皮细胞增多，淋巴细胞相对较少，散在分布。胸腺小体散在，大小不等，圆形或不规则形，由胸腺上皮细胞大致呈同心圆排列而成，内可见少量淋巴细胞；胸腺小体外周的细胞常呈新月状，胞核明显，胞质嗜酸性染色；小体中心的细胞核消失，胞质嗜酸性增强。

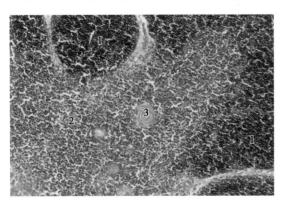

图 10-1 胸腺（HE 染色，低倍）
1. 皮质；2. 髓质；3. 胸腺小体

(二) 淋巴结（图 10-2）

材料来源：人淋巴结。方法：HE 染色。

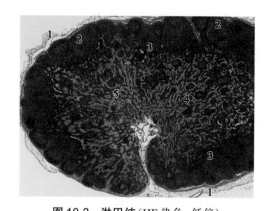

图 10-2　淋巴结（HE 染色，低倍）
1. 被膜；2. 浅层皮质；3. 副皮质区；4. 髓索；5. 髓窦

肉眼　切面呈椭圆形，一侧略凹陷为门部（有的标本未切到），表面有粉红色薄层被膜，被膜下深蓝色部分为皮质，中央染色较浅为髓质。

低倍

1. 被膜与小梁　被膜由薄层结缔组织构成，有的部位可见输入淋巴管；门部有较粗的血管和输出淋巴管。被膜和门部的结缔组织伸入实质，形成小梁。皮质及髓质中均可见大小不一的小梁切面，呈粉红色不规则形，可含血管。

2. 皮质　着深蓝色，由浅层皮质，副皮质区及皮质淋巴窦构成。

（1）浅层皮质：由淋巴小结及小结间的弥散淋巴组织组成。看到的淋巴小结为次级淋巴小结，大小不等，中央为色浅的生发中心（典型者可分辨出明区和暗区），周围有色深的小结帽；纵切的淋巴小结呈椭圆形，小结帽朝向被膜；横切的呈圆形，环状的小结帽包绕生发中心；经小结边缘的切线切面，仅见小结帽，呈深蓝色的圆或椭圆形。

（2）副皮质区：位于皮质深层，为厚度不一的弥散淋巴组织，与浅层皮质及髓质均无明显界限，有的标本上也可见少量淋巴小结。可见高内皮微静脉，该处是淋巴结内淋巴细胞再循环的重要部位。

（3）皮质淋巴窦：位于被膜下方，和与其通连的小梁周围，分别称被膜下窦和小梁周窦。皮质淋巴窦一般较狭窄，染色较浅，窦内细胞稀疏，在低倍镜下不易辨认。

3. 髓质　位于淋巴结中心，由髓索和髓窦组成（图 10-3）。

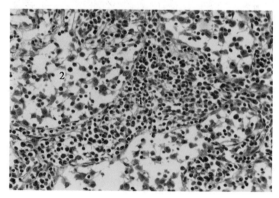

图 10-3　淋巴结髓质（HE 染色，高倍）
1. 髓索；2. 髓窦

（1）髓索：呈深蓝色，与副皮质区相连，是不规则的条索状淋巴组织，相互连结成网，细胞密集，可见血管。

（2）髓窦：是位于髓索之间及髓索与小梁之间的浅染区，较皮质淋巴窦宽大。

高倍

1. 弥散淋巴组织　可见大量淋巴细胞；网状细胞稀疏，核为卵圆形，染色浅，核仁明显，核周胞质较多，淡粉红色，有的细胞可见突起；巨噬细胞的核比网状细胞的小而色深，胞质嗜酸性强。交错突细胞和网状细胞形态相似，不易鉴别。

2. 淋巴小结　选正中纵切面者观察。生发中心的暗区较小，其内淋巴细胞密集而较大，胞质强嗜碱性，故整体着色深；明区较大，淋巴细胞相对稀疏而略小；两区都有网状细胞，明区有较多巨噬细胞以及滤泡树突状细胞，后者形态和网状细胞相似。小结帽由密集的小淋巴细胞构成，以近被膜下窦处最厚。

3. 高内皮微静脉　位于副皮质区，与一般微静脉相比，管径略粗，内皮细胞呈立方形或柱状，核较大，椭圆形，胞质较多；有时可见正在穿越内皮的淋巴细胞。

4. 淋巴窦　窦壁为扁平内皮细胞；窦内有星形的内皮细胞，形似网状细胞，突起明显；巨噬细胞常附着于内皮细胞；淋巴细胞稀疏。

（三）脾

材料来源：人脾脏。方法：HE 染色

肉眼　标本一侧表面粉红色的为被膜。脾实质大部分呈深红色，为红髓，散在分布的蓝色结构为白髓。

低倍

1. 被膜与小梁　被膜厚，表面的单层扁平上皮为间皮，致密结缔组织内可见较多平滑肌纤维。结缔组织伸入实质形成小梁，大小不一，内可含小梁动、静脉。

2. 白髓　呈蓝色，沿中央动脉分布（图 10-4）。

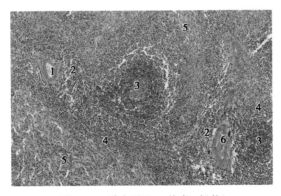

图 10-4　脾白髓（HE 染色，低倍）

1. 中央动脉；2. 动脉周围淋巴鞘；3. 脾淋巴小结；4. 边缘区；5. 红髓；6. 小梁

（1）动脉周围淋巴鞘：为中央动脉周围的弥散淋巴组织。由于动脉走行方向不一，可见动脉周围淋巴鞘的纵、横、斜切面。

（2）淋巴小结：位于动脉周围淋巴鞘的一侧。小结帽朝向红髓，小结内常见中央动脉分支。脾淋巴小结的多寡与免疫状态有关。

（3）边缘区：位于白髓与红髓交界处的狭窄区域，与红髓脾索无明显界限，为弥散的淋巴组织,但淋巴细胞较稀疏;此区的血窦称边缘窦,是血液内抗原及淋巴细胞进入白髓的通道。

3. 红髓 位于白髓之间及白髓与小梁之间,含大量红细胞,故染色较红。由脾血窦和脾索构成,两者相间分布(图10-5)。

(1)脾血窦:为不规则形腔隙,大小不等,有的空虚,有的含大量血细胞。

(2)脾索:为不规则的索条,互连成网,网孔即脾血窦。脾索由富含血细胞的淋巴组织构成。

高倍

1. 脾血窦 寻找不含血细胞的血窦观察。窦壁的长杆状内皮细胞多被横切,核圆、突向窦腔。与淋巴结淋巴窦不同的是,脾血窦内不含星形内皮细胞。

2. 脾索 红细胞与有核细胞聚集,呈红蓝色点状相间,据此可与脾血窦、白髓相区别。脾索中的各种有核细胞(淋巴细胞、网状细胞、巨噬细胞和浆细胞等)有的易辨认,有的不易识别。

(四)腭扁桃体(图10-6)

材料来源:人腭扁桃体。方法:HE 染色。

肉眼 标本一侧为扁桃体的咽腔面,紫蓝色部分是上皮,上皮下的淋巴组织着色深。

镜下

1. 上皮 为未角化的复层扁平上皮;上皮向固有层凹陷形成隐窝,隐窝上皮内可见许多淋巴细胞。

2. 固有层 位于上皮下及隐窝周围,为大量淋巴小结和弥散淋巴组织。

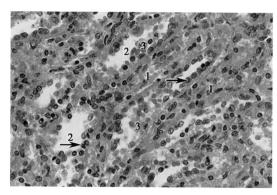

图 10-5 脾红髓(HE 染色,高倍)

1. 脾索;2. 脾窦;3. 红细胞;↑杆状内皮细胞

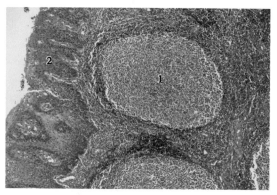

图 10-6 腭扁桃体(HE 染色,低倍)

1. 淋巴小结;2. 复层扁平上皮

三、示教切片

胸腺(成人胸腺)

材料来源:人胸腺。方法:HE 染色。

肉眼 与幼儿胸腺相比,胸腺小叶不明显,实质少,有大量浅染的脂肪组织。

低倍 大量脂肪组织包围着少量不规则的胸腺组织;皮质和髓质均少,皮质薄,皮、髓质界限不清,胸腺小体可见。

四、思考题

1. 胸腺和淋巴结的实质均包括皮质和髓质,试比较其异同点。

2. 淋巴结髓质包含髓索和髓窦,脾的红髓包含脾索和脾血窦,试比较其异同点。

3. 试比较淋巴窦与脾血窦区别。

(周瑞祥)

第11章 皮　　肤

一、实验目的

1. 掌握皮肤的组织结构。
2. 熟悉毛发、汗腺和皮脂腺的组织结构特点。

二、切片观察

(一) 无毛皮肤

材料来源：人足底皮肤。方法：HE 染色。

肉眼　组织一端为淡粉色(厚)，另一端为及深紫色(薄)，后者薄层为表皮，其下方粉红色部分为真皮；在下方染色最淡的区域为皮下组织。

低倍(图 11-1)

1. 表皮　为角化的复层扁平上皮，其基底部凹凸不平，与真皮分界清楚。

2. 真皮　乳头层紧连于表皮，较薄，由较致密的结缔组织构成，呈乳头状凸入表皮，其内可见毛细血管、毛细淋巴管和触觉小体；网织层位于乳头层深面，二者无明显分界。由很厚的不规则致密结缔组织构成，其内可见较大的血管和大小不等的神经纤维束，还可见环层小体及汗腺。

3. 皮下组织　与真皮无明显分界，主要由脂肪组织构成，可见环层小体。脂肪小叶间由疏松结缔组织构成小叶间隔。

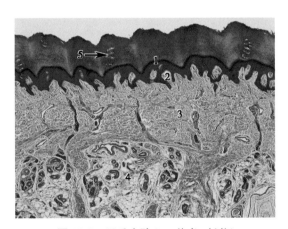

图 11-1　无毛皮肤(HE 染色，低倍)
1. 表皮；2. 真皮乳头层；3. 真皮网织层；4. 皮下组织；5. 汗腺导管

高倍(图 11-2)

1. 表皮　由基底至表面分为五层。

基底层由一层矮柱状基底细胞构成。细胞界限不清，细胞核呈椭圆形，胞质呈强嗜碱性。棘细胞层由数层较大的多边形细胞组成，细胞核为圆形，胞质呈弱嗜碱性。调暗视野光线，可见相邻细胞之间有短小棘状突起相嵌。基底细胞与棘细胞胞质中均可有黄褐色黑素颗粒。在上述两层中还可见散在分布的细胞核着色深而胞质清亮的黑素细胞和朗格汉斯细胞,前者多位于基底层,后者多位于棘细胞层,但在光镜下无法确切分辨。颗粒层由2～3层扁平细胞构成,细胞核染色浅,胞质内含大小不等的强嗜碱性透明角质颗粒。透明层较薄,细胞界限不清,胞质呈强嗜酸性,细胞核已消失。角质层较厚,由数十层角化的扁平上皮细胞构成,细胞界限消失,胞质呈嗜酸性。此层有螺旋状的汗腺导管穿行,故呈现一连串的腔隙。

2. 真皮 可见各种断面粗大的胶原纤维束、较大的血管、神经纤维束、环层小体和汗腺。

(二) 有毛皮肤

材料来源:人头部皮肤。方法:HE染色。

肉眼 表皮较薄,真皮中可见许多毛根。

低倍 表皮为较薄的角化复层扁平上皮。真皮与足底皮结构相同,但有毛根、皮脂腺、立毛肌和汗腺(图11-3)。

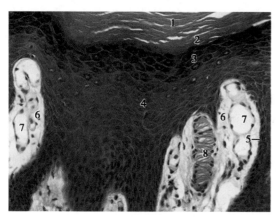

图 11-2 无毛皮肤(HE染色 高倍)
1.角质层;2.透明层;3.颗粒层;4.棘层;5.基底层;
6.真皮乳头层;7.小静脉;8.触觉小体

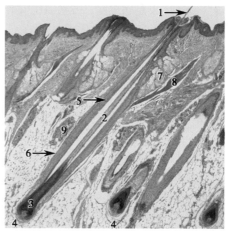

图 11-3 有毛皮肤(HE染色,低倍)
1.毛干;2.毛根;3.毛球;4.毛乳头;5.上皮根鞘;
6.结缔组织根鞘;7.皮脂腺;8.立毛肌;9.汗腺

高倍

1. 表皮基底细胞中可见较多棕褐色的黑素颗粒;棘细胞中也可见黑素颗粒;颗粒层和透明层不明显;角质层很薄,被染成粉红色。

2. 皮肤附属器

(1) 毛发:位于真皮中的毛根被染成棕黄色。毛根末端膨大为毛球,其底面内陷,内有结缔组织、毛细血管和神经,称毛乳头。毛母质及其上方的细胞中含有黑素颗粒。毛根外面是毛囊,其内层与表皮深层连续,由多层上皮细胞构成,为上皮根鞘;外层由结缔组织构成,为结缔组织根鞘(图11-4)。

(2) 皮脂腺与立毛肌:位于毛囊的一侧。因切面不同,故有的皮脂腺被横断或斜断,不与毛囊相连,有的通过导管与毛囊上端相连。立毛肌位于毛根与表皮呈钝角的一侧,皮脂腺下方,为一束斜行平滑肌,一端与真皮浅层的结缔组织相连,另一端与毛囊相连(图11-4)。皮脂腺分泌部周围的细胞较小,染色深,为基细胞。中央细胞较大,呈多边形,细胞核位于中央,胞质因脂滴于制片过程中溶解消失而呈泡沫状。导管部粗而短,由复层扁平上皮构成。

(3) 汗腺:位于真皮深层和皮下组织中。分泌部由1～2层锥形和立方形细胞构成,着色较浅,腺细胞基底侧可见肌上皮细胞。导管由两层小立方形细胞围成,胞质嗜碱性染色。导管直行穿过真皮,在表皮内螺旋走行,开口于汗孔(图 11-5)。

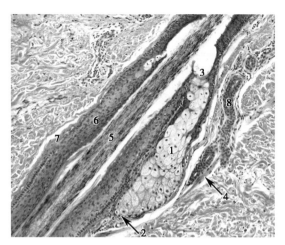

图 11-4 皮脂腺(HE 染色,高倍)
1. 腺泡细胞;2. 基细胞;3. 导管;4. 立毛肌;5. 毛根;6. 上皮根鞘;7. 结缔组织根鞘;8. 汗腺导管

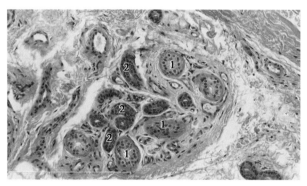

图 11-5 汗腺(HE 染色,低倍)
1. 汗腺分泌部;2. 汗腺导管

三、示教切片

【腹壁皮肤】

材料来源:人腹壁皮肤。方法:HE 染色

肉眼 切片一侧染色较深的部分为表皮,其下方染色较浅的部分为真皮和皮下组织。皮下组织深部染色粉红的区域为骨骼肌组织。

低倍 结构与头皮相似,但毛发细小而稀少,皮脂腺和立毛肌不发达。

四、思考题

1. 镜下比较足底皮中的表皮与头皮中的表皮在结构上有何异同?

2. 皮肤有哪些附属器?存在何处?结构特点如何?

3. 结合皮肤的结构,解释皮下注射与皮内注射用药效果的不同处。

(周 莉)

第12章 眼 与 耳

一、实验目的

1. 掌握角膜、视网膜和膜蜗管的光镜结构。
2. 熟悉巩膜、角膜缘、血管膜、晶状体、壶腹嵴和位觉斑的光镜结构。
3. 了解眼睑的光镜结构。

二、切片观察

(一)眼球

材料来源：人眼球。方法：HE 染色

肉眼 分辨眼球的各个组成部分(图 12-1)。前方浅红色弧形条带为角膜；角膜后方红色的双凸椭圆形结构为晶状体；晶状体前方两侧的两片紫蓝色膜状结构为虹膜，其间为瞳孔；虹膜后外侧与睫状体延续，切面呈三角形；其后方内侧深染者为视网膜，向外依次是脉络膜和巩膜；晶状体与视网膜间空白区域为玻璃体。

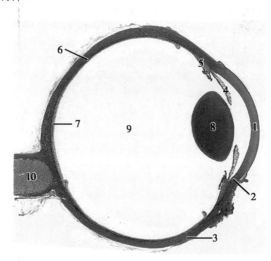

图 12-1 眼球(HE 染色,低倍)
1. 角膜；2. 角膜缘；3. 巩膜；4. 虹膜；5. 睫状体；6. 脉络膜；
7. 视网膜；8. 晶状体；9. 玻璃体；10. 视神经

低倍 镜下移动标本，区分眼球壁的三层膜，从外向内依次为：

1. **纤维膜** 前方凸度较大、染色较浅处是角膜，角膜向后延续的致密结缔组织为巩膜。巩膜与角膜交界处，巩膜向前内侧伸出一较短的嵴状突起，为巩膜距，其内侧有小梁网。

2. **血管膜** 角膜后方为虹膜，富含毛细血管和色素细胞。自虹膜根部向后延续为睫状体，主要由睫状肌、结缔组织和睫状上皮构成。睫状体再延续为脉络膜。

3. **视网膜** 衬于脉络膜内面。注意在视网膜后极能否看到视神经乳头及中央凹。视神经乳头呈乳头状隆起，此处无感光细胞，所有节细胞的轴突在此汇集，并穿出眼球壁形成视神经

（图12-2）。黄斑位于视神经乳头一侧，其中央的凹陷为中央凹。中央凹处视网膜变薄，双极细胞层和节细胞层细胞层数减至1～2层，而其正下方的视细胞层细胞层数反增多（图12-3）。

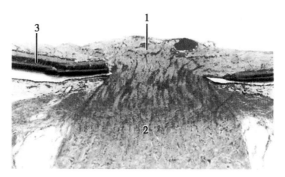

图12-2 视神经乳头（HE染色，低倍）
1. 视神经乳头；2. 视神经；3. 视网膜

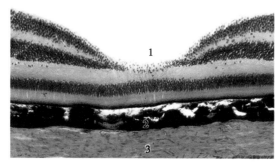

图12-3 黄斑中央凹（HE染色，低倍）
1. 中央凹；2. 脉络膜；3. 巩膜

高倍 重点观察眼球前缘的角膜和眼球后缘的视网膜。

【眼球前缘】

1. 角膜 分五层，由前向后依次观察。①角膜上皮：为复层扁平上皮，有5～6层细胞组成，上皮基部平整；②前界层：为一均质粉红色薄膜；③角膜基质：最厚，由多层与表面平行的胶原板层构成，层间有扁平的成纤维细胞，基质中无血管；④后界层：为一层比前界层更薄的均质膜；⑤角膜内皮：为单层扁平或立方上皮（图12-4）。

2. 巩膜 厚，主要由大量胶原纤维构成。巩膜前部表面有球结膜，由复层扁平上皮（含黑素细胞和杯状细胞）和疏松结缔组织构成。

3. 角膜缘 是角膜和巩膜相接的部分，由外向内观察。

（1）角膜缘上皮：较厚，可见黑素细胞，但无杯状细胞。基底层的低柱状细胞为角膜缘干细胞。

（2）巩膜静脉窦：位于角膜缘内侧，窦腔较大而不规则，多呈现为细长裂隙，腔面衬有内皮。

（3）小梁网：位于巩膜静脉窦内侧，前房角外侧；呈三角形网格状，染色浅，小梁相互交织，小梁表面覆有内皮。

4. 虹膜 可分三层，由前向后观察。

（1）前缘层：高低不平；由一层不连续的成纤维细胞和黑素细胞组成，黑素细胞内充满黑素颗粒。

（2）虹膜基质：较厚，为富含血管和黑素细胞的疏松结缔组织。近瞳孔缘处的平滑肌为瞳孔括约肌，肌纤维多被横切。

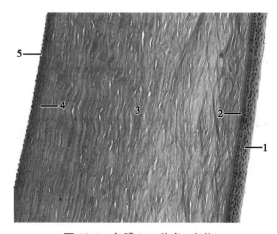

图 12-4　角膜（HE 染色，高倍）
1. 角膜上皮；2. 前界层；3. 角膜基质；4. 后界层；5. 角膜内皮

（3）虹膜上皮：前层为肌上皮细胞（瞳孔开大肌），胞质内可见粉红色的肌丝。后层为立方形的色素上皮细胞，较大，充满黑素颗粒。

5. 睫状体　分为三层，由外向内依次观察。

（1）睫状肌层：含纵行、放射状和环行三种走向的平滑肌。前二者被纵切，二者间无明显界限；后者被横切。肌纤维之间夹有黑素细胞。

（2）基质：很薄，为富含血管和黑素细胞的结缔组织。

（3）睫状体上皮：外层为立方形的色素上皮细胞。内层为立方形的非色素上皮细胞，染色浅。

6. 晶状体　为红色椭圆体。

（1）晶状体囊：为晶状体表面染成淡粉红色的均质薄膜。

（2）晶状体上皮：分布于晶状体前表面、晶状体囊的内侧，为单层立方上皮。

（3）晶状体纤维：组成晶状体实质的大部分。在赤道部周边，可见晶状体上皮细胞逐渐变成长柱状晶状体纤维；新形成的晶状体纤维纵轴与表面平行，环层排列，构成晶状体皮质；中心部的晶状体纤维排列致密，胞核多消失，融合成均质状，为晶状体核。

【眼球后缘】　由外向内观察。

1. 巩膜　见前述。

2. 脉络膜　是富含血管及黑素细胞的疏松结缔组织。其最内层与视网膜相贴，为均质、淡粉红色的玻璃膜。

3. 视网膜　由外向内分为4层（图 12-5）。

（1）色素上皮层：由单层立方色素上皮细胞构成。上皮基底部紧贴玻璃膜；核圆，胞质内可见许多棕黄色黑素颗粒，细胞顶部有突起伸入视细胞外突之间。制片时，此层极易与视细胞层分离。

（2）视细胞层：此层中部有大量视细胞的核密集排列，核小而圆，深染，胞体难以区分。视细胞的外突伸向色素上皮层，细杆状的为视杆，锥体形、染色深的为视锥。内突短，淡粉红色。

（3）双极细胞层：此层中部也有大量细胞核聚集排列，但比视细胞层薄而稀疏，不能分辨胞体和突起，也无法分辨各种细胞。

（4）节细胞层：稀疏的节细胞核排列于一个水平，核较大，细胞界限不清，玻璃体侧可见水平走行的节细胞轴突。此层内可见小血管，为视网膜中央动、静脉的分支。

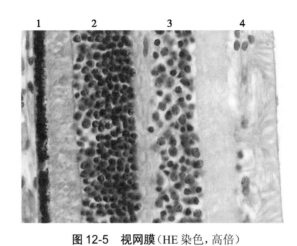

图 12-5　视网膜（HE 染色，高倍）

1. 色素上皮层；2. 视细胞层；3. 双极细胞层；4. 节细胞层

（二）内耳

材料来源：豚鼠内耳。

方法：标本以酸液进行脱钙（故组织受损较大），取通过耳蜗蜗轴纵切的切片，HE 染色。

肉眼　标本切面呈不规则形，首先识别出耳蜗，其中央深红色锥体状结构为蜗轴，蜗轴两侧卵圆形的切面为蜗管。耳蜗周围染浅紫蓝色的组织为颞骨的骨组织，其中可有半规管和（或）前庭的切面。

耳蜗、膜蜗管及螺旋器

低倍

1. 蜗轴　由松质骨构成，底宽顶窄，其中的腔隙内可见骨髓、血管和粗大的耳蜗神经；蜗轴的骨组织向外延伸形成骨螺旋板，骨螺旋板根部有成群的神经元胞体，即耳蜗神经节。

2. 蜗管　位于蜗轴两侧，切面呈卵圆形。豚鼠的蜗管围绕蜗轴环行三周半，故可见至少六个骨蜗管的切面，选择一个结构较完整者观察。骨蜗管中部呈三角形的为膜蜗管，其上方为前庭阶，下方为鼓室阶。认清膜蜗管的上壁（前庭膜）、外侧壁（血管纹及螺旋韧带）和下壁（骨螺旋板与基底膜）（图 12-6）。

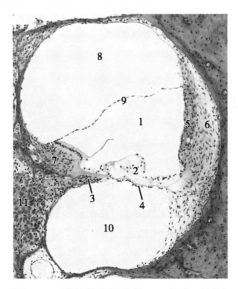

图 12-6　膜蜗管和螺旋器（HE 染色，低倍）

1. 膜蜗管；2. 螺旋器；3. 骨螺旋板；4. 基底膜；5. 血管纹；6. 螺旋韧带；
7. 螺旋缘；8. 前庭阶；9. 前庭膜；10. 鼓室阶；11. 耳蜗神经节

　　高倍　基底膜连接于骨螺旋板和螺旋韧带之间,内有深红色的听弦。基底膜上方有螺旋器(图12-7)。在螺旋器找到三角形的内隧道,其两侧分别为内、外柱细胞。柱细胞基底部较宽,含细胞核;内、外柱细胞的基底部和顶部彼此连接,中部细长,彼此分离。内柱细胞的内侧(蜗轴侧)有一个内指细胞,外柱细胞的外侧有3~4个外指细胞。指细胞核圆,位于中部,细胞界限不清。在每个指细胞上方都有一个毛细胞,呈烧瓶形或柱状,核圆,居中,胞质嗜酸性强于指细胞,有的细胞顶部可辨认到静纤毛。在螺旋器上方可见盖膜,淡粉红色,均质,因制片原因常呈弯曲状。

　　半规管、椭圆囊和球囊(并非在每张切片都能看到)

　　低倍

　　1. 半规管和壶腹嵴　骨性半规管的横切面呈现为骨组织内的圆形小腔;其一侧附着有圆形的膜性半规管,管壁主要由单层扁平上皮组成。半规管壶腹部较宽大,无论纵、横切面,均可见壶腹嵴,为向腔内凸出的嵴状隆起(图12-8)。

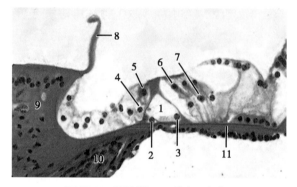

图12-7　螺旋器(HE染色,高倍)

1. 内隧道;2. 内柱细胞;3. 外柱细胞;4. 内指细胞;5. 内毛细胞;6. 外毛细胞;
7. 外指细胞;8. 盖膜;9. 螺旋缘;10. 骨螺旋板;11. 基底膜

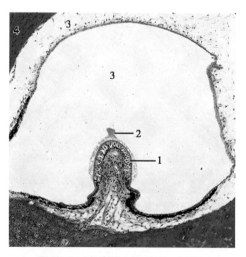

图12-8　壶腹嵴(HE染色,低倍)

1. 壶腹嵴;2. 壶腹帽;3. 膜半规管壶腹部;4. 骨半规管

　　2. 椭圆囊、球囊和位觉斑　椭圆囊和球囊的结构与膜性半规管相似,但较大,其局部骨膜和上皮增厚形成椭圆囊斑和球囊斑(图12-9)。

　　高倍　壶腹嵴表面有呈淡红色、圆顶形、均质状的壶腹帽。上皮为高柱状,位于基部的细胞核多属于支持细胞,位于浅部的细胞核属于毛细胞。位觉斑基本结构与壶腹嵴相似,也由支持细胞和毛细胞组成。表面的薄层胶质状的位砂膜,位砂于标本脱钙时基本消失。

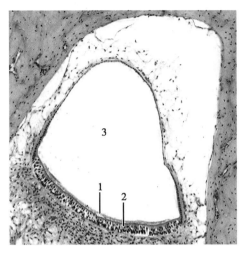

图12-9 球囊斑(HE染色,低倍)
1. 位砂膜;2. 球囊斑;3. 球囊

三、示教切片

眼睑

材料来源:人眼睑。方法:上眼睑矢状切面,HE染色。

肉眼 切面呈长三角形,凸侧紫蓝色边缘为皮肤,凹侧紫蓝色边缘为睑结膜,二者相接处为睑缘,可见睫毛。

低倍 自皮肤面向睑结膜面依次观察。

1. 皮肤 较薄,睑缘处可见睫毛,睫毛根部的皮脂腺为睑缘腺,汗腺为睫腺,腺腔较大。

2. 皮下组织:为薄层结缔组织。

3. 肌层 主要为骨骼肌(眼轮匝肌)横切面。

4. 睑板 由致密结缔组织构成,其内有许多平行排列的分支管泡状皮脂腺,称睑板腺,导管开口于睑缘。

5. 睑结膜 为薄层的黏膜,由上皮和固有层构成。上皮为复层柱状,有杯状细胞;固有层为薄层结缔组织。

四、思考题

1. 观察角膜的各层结构,试述角膜透明的主要原因。

2. 观察视网膜的各层结构,试述视网膜内光信号的传导。

3. 观察内耳耳蜗的结构,试述声波的传导。

(郝 晶)

第13章 内分泌系统

一、实验目的

1. 掌握内分泌腺的结构特点。

2. 掌握甲状腺的光镜结构（甲状腺滤泡、滤泡旁细胞）、肾上腺的光镜结构（皮质的三个带、髓质嗜铬细胞）、垂体远侧部的光镜结构（HE染色三种细胞）。

3. 熟悉垂体神经部的光镜结构（赫林体、垂体细胞）。

4. 了解甲状旁腺的结构（主细胞、嗜酸性细胞）。

二、切片观察

（一）甲状腺（图13-1）

材料来源：猴甲状腺。方法：HE染色。

低倍 被膜由薄层结缔组织构成。实质内可见许多大小不等的甲状腺滤泡。滤泡呈圆形或不规则形，由单层立方上皮围成，滤泡腔内充满均质状、嗜酸性的胶质。滤泡间有结缔组织和血管。

高倍

1. 滤泡 滤泡上皮细胞大致呈立方形，核圆，胞质多呈粉红色。滤泡可因功能状态不同而有形态差异。功能活跃时，上皮细胞呈低柱状，胶质较少；反之，细胞呈扁平状，胶质较多。

2. 滤泡旁细胞 位于滤泡之间和滤泡上皮细胞之间，单个或成群存在。细胞体积略大，椭圆或多边形；核圆；胞质染色淡。

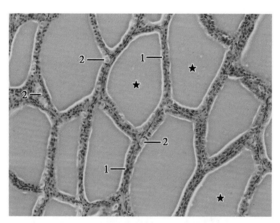

图13-1 甲状腺（HE染色，低倍）
1. 滤泡上皮；2. 滤泡旁细胞；★示胶质

（二）肾上腺（图13-2）

材料来源：人肾上腺。方法：HE染色

低倍 被膜由薄层结缔组织构成。

1. 皮质 由表至里观察三个带：球状带最薄，细胞聚集成球团状。束状带最厚，细胞染色最浅，排列成单行或双行的细胞索,垂直伸向髓质,细胞索间有血窦。网状带细胞着红色,细胞索相互吻合成网,网眼内为血窦。三个带之间、皮质和髓质之间均无明显界限,网状带的细胞索条常伸入髓质。

2. 髓质 占切片面积小,细胞排列成索团状,其间有血窦和少量结缔组织。髓质中央有中央静脉,其切面可不止一个,管壁可见平滑肌束。

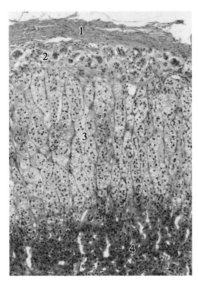

图13-2 肾上腺皮质(HE染色,低倍)
1. 被膜;2. 球状带;3. 束状带;4. 网状带

高倍

1. 球状带细胞 较小,呈锥形;核小,染色深;胞质较少,弱嗜酸或弱嗜碱性染色,胞质内空泡小而少。

2. 束状带细胞 较大,呈多边形;核圆,较大,着色浅;胞质内含大量空泡,故着色浅,呈泡沫状或空泡状。

3. 网状带细胞 较小,呈多边形;核小,染色深;胞质呈嗜酸性,内含较多的棕黄色脂褐素和少量脂滴。

4. 髓质细胞 呈多边形,大小不等;核圆,位于中央;胞质弱嗜碱性,含细小颗粒;若标本经含铬固定液固定,胞质内可见黄褐色嗜铬颗粒。细胞索团之间,偶见较大的交感神经节细胞,其核大、染色浅,核仁明显,胞质呈弱嗜碱性。

(三)垂体(图13-3)

材料来源:犬垂体。方法:HE染色

低倍 外有薄层结缔组织被膜。

1. 远侧部 腺细胞密集排列成团索状,少数围成小滤泡;细胞间有丰富的窦状毛细血管。

2. 中间部 较狭窄,可见大小不等的滤泡,滤泡腔内充满红色胶质。

3. 神经部 染色浅,细胞成分少,主要是神经纤维。

高倍

1. 远侧部 ①嗜酸性细胞:数量较多。胞体较大,呈圆或椭圆形;核圆,胞质强嗜酸性。②嗜碱性细胞:数量较少,体积较大,椭圆或多边形,核圆,胞质强嗜碱性。③嫌色细胞:数量多,单个或成群分布。细胞较小,界限不明显;核圆,胞质少,染色浅(图13-4)。

2．神经部　主要由无髓神经纤维和垂体细胞组成，毛细血管较多。垂体细胞散在，大小不一，形态不规则，有的胞质内含较多脂褐素颗粒。此外，还可见大小不等、呈均质状、染为浅红的圆形团块，即赫林体（图13-5）。

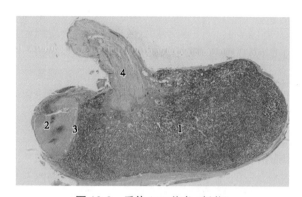

图 13-3　垂体（HE 染色，低倍）
1．远侧部；2．神经部；3．中间部；4．漏斗柄

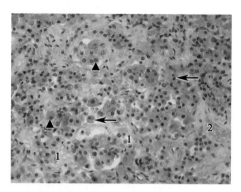

图 13-4　垂体远侧部（HE 染色，高倍）
1．嫌色细胞；2．血窦；↑嗜酸性细胞；▲嗜碱性细胞

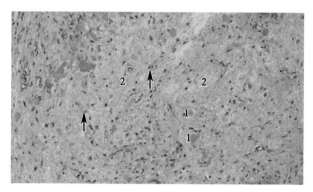

图 13-5　垂体神经部（HE 染色，高倍）
1．赫林体；2．神经纤维；↑神经胶质细胞的核

三、示教切片

甲状旁腺

材料来源：猴甲状旁腺。方法：HE 染色。

低倍　表面包有薄层结缔组织被膜。实质内腺细胞呈索团状，偶见围成小滤泡，其间有少量结缔组织和丰富的毛细血管。

高倍

主细胞数量最多，体积较小，呈多边形；核圆，居中；胞质着色浅。嗜酸性细胞较少，单个或成群存在；胞体比主细胞大，核染色深；胞质呈嗜酸性染色。

四、思考题

1．甲状腺滤泡上皮细胞与滤泡旁细胞在形态结构上有什么差别？
2．肾上腺皮质的三个带的腺细胞在形态结构上有什么区别？
3．垂体远侧部和神经部在结构上各有什么特点？

（齐建国）

第14章 消 化 管

一、实验目的

1. 掌握胃和各段小肠的光镜结构。

2. 熟悉食管、结肠、阑尾的光镜结构。

3. 了解舌、食管与胃移行部的光镜结构。

二、切片观察

(一) 食管（图 14-1）

材料来源：狗食管。方法：HE 染色。

低倍 首先由腔面向外区分食管壁的四层结构。首先找出嗜酸性强、染成红色的黏膜肌及肌层；黏膜肌至腔面上皮之间为黏膜层；黏膜肌与肌层之间染色较浅的为黏膜下层；肌层外侧浅染的薄层结构为外膜。然后由内向外逐层观察。

1. 黏膜

（1）上皮：是未角化的复层扁平上皮。

（2）固有层：为致密结缔组织，浅部呈乳头状伸入上皮基底部。固有层内可见小血管和食管腺导管。

（3）黏膜肌：为较厚的纵行平滑肌束（在食管横切片中见到的是肌纤维的横切面）。

2. 黏膜下层　由疏松结缔组织构成，可见较大的血管、黏液性食管腺等。

3. 肌层　为两层不同走向的肌组织。注意食管各段肌组织性质不同。

4. 外膜　为纤维膜，由疏松结缔组织组成。

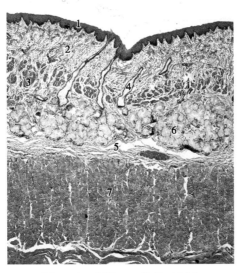

图 14-1　食管（HE 染色，低倍）

1. 上皮；2. 固有层；3. 黏膜肌层；4. 食管腺导管；5. 黏膜下层；6. 食管腺腺泡；7. 肌层

高倍　重点观察上皮、食管腺和肌层的特点。

1. **食管腺**　是黏液性腺。腺泡染色浅，腺腔小。小导管由单层立方或柱状上皮构成，较大的导管由复层扁平或柱状上皮构成。

2. **肌层**　因取材部位不同，肌组织的类型也不相同。若取自食管上 1/3 为骨骼肌，取自食管下 1/3 段为平滑肌，食管中 1/3 段则为两种肌组织的混合。

（二）胃底部（图 14-2，图 14-3）

材料来源：猫胃底部。方法：HE 染色。

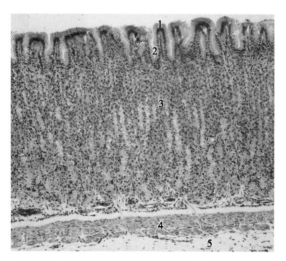

图 14-2　胃底部黏膜和黏膜下层（HE 染色，低倍）
1. 表面黏液细胞；2. 胃小凹；3. 胃底腺；4. 黏膜肌层；5. 黏膜下层

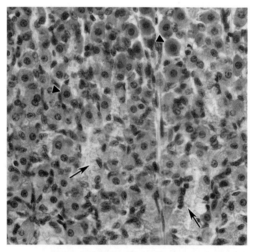

图 14-3　胃底腺（HE 染色，高倍）
▲壁细胞；↑主细胞

低倍　区分胃壁的四层结构（方法同食管），由腔面向外依次观察。

1. 黏膜

（1）上皮：为单层柱状上皮，上皮凹陷形成胃小凹。

（2）固有层：可见胃底腺几乎占满整个固有层，腺体之间仅有少量的结缔组织成分。胃底腺开口于胃小凹,在切片标本中可呈现圆形、卵圆形、长条形等不同切面。选择一个比较完整的纵切面,大致区分胃底腺的颈部、体部和底部。

(3)黏膜肌:为较薄的平滑肌,分为内环行、外纵行两层。

2.黏膜下层 为较致密的结缔组织,含血管、淋巴管等,可见黏膜下神经丛。

3.肌层 较厚,由内斜行、中环行、外纵行三层平滑肌组成,但界限不易分清。可见肌间神经丛。

4.外膜 为浆膜,由结缔组织及其被覆的间皮构成。

高倍 重点观察胃黏膜上皮和胃底腺的细胞。

1.上皮 是单层柱状上皮,不含杯状细胞,由表面黏液细胞组成。细胞核椭圆形,位于基部;顶部胞质充满黏原颗粒,因制片过程中被溶解而呈空泡状,着色浅。

2.胃底腺 多数腺腔不明显,腺体间可见少量结缔组织和散在的平滑肌。找一个比较完整的腺体纵切面,着重观察以下细胞。

(1)壁细胞:在胃底腺的上半部较多。细胞较大,多呈圆锥形;核圆,位于细胞中央,可有双核;胞质嗜酸性强,呈红色。

(2)主细胞:数量最多,主要分布于腺下半部。细胞呈柱状;核圆形,位于基部;核上方胞质充满酶原颗粒,因在普通固定染色的标本上颗粒多溶解,使该部位呈色浅淡,但细胞基部的胞质嗜碱性强,染为紫蓝色。

(3)颈黏液细胞:较少,位于腺顶部。细胞常呈楔形夹在其他细胞之间;核扁平,居细胞基底;核上方因含大量黏原颗粒而着色浅。

(三)十二指肠(图14-4,图14-5)

材料来源:猫十二指肠。方法:HE染色。

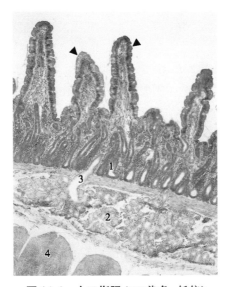

图14-4 十二指肠(HE染色,低倍)
1.小肠腺;2.十二指肠腺;3.腺导管;4.肌层;▲绒毛

低倍 区分十二指肠壁的四层结构(方法同食管)。可见黏膜和黏膜下层共同突向肠腔形成的皱襞,皱襞表面及皱襞之间可见较小的突起为绒毛。逐层观察结构特点。

1.黏膜 分为上皮、固有层和黏膜肌层。黏膜表面的突起即肠绒毛,形如叶状,其外覆单层柱状上皮，轴心是固有层的结缔组织。绒毛之间的上皮陷入固有层形成小肠腺，小肠腺间的结缔组织较少，有时可见孤立淋巴小结。黏膜肌层为内环行和外纵行两薄层平滑肌。

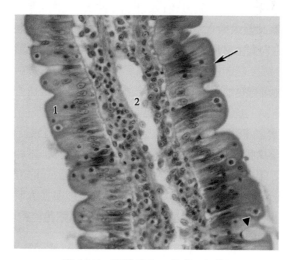

图 14-5　肠绒毛（HE 染色，高倍）
1. 吸收细胞；2. 中央乳糜管；▲杯状细胞；↑纹状缘

2. 黏膜下层　为较致密的结缔组织，可见较多血管及黏膜下神经丛。该层含大量黏液性十二指肠腺，腺泡染色浅，在黏膜下层或固有层有时可见腺导管。

3. 肌层　由内环行和外纵行两层平滑肌组成，两层间可见大小不等的淡染区，为肌间神经丛。

4. 外膜　浆膜或纤维膜。

高倍　重点观察肠绒毛和小肠腺

1. 肠绒毛

（1）上皮：单层柱状，吸收细胞最多，夹有杯状细胞。吸收细胞呈高柱状，核椭圆形，位于基部，游离面可见深红色的纹状缘。杯状细胞形似高脚酒杯，底部狭窄含深染的细胞核，顶部膨大，因富含黏原颗粒，制片时常溶解而着色较浅。

（2）固有层：绒毛中轴的固有层为结缔组织，可见丰富的毛细血管、散在的平滑肌纤维。有时可见管腔较大的中央乳糜管，由内皮细胞围成，可见内皮细胞核沿管腔纵行排列。

2. 小肠腺　镜下可见到不同切面，注意观察组成小肠腺的各种细胞。

（1）吸收细胞和杯状细胞：与绒毛上皮相同。

（2）帕内特细胞：常三五成群位于腺底部，细胞呈锥体形，核位于基部，顶部胞质充满嗜酸性的红色颗粒。

注意区分肠绒毛与小肠腺的切面：绒毛的切面，上皮位于外周，固有层结缔组织居中央。小肠腺切面为上皮围着空的腺腔，结缔组织在上皮外周。

3. 黏膜下神经丛和肌间神经丛　呈卵圆形，染色淡，周围有结缔组织包裹。

（四）空肠（图 14-6）

材料来源：猫空肠。方法：HE 染色。

低倍　区分空肠壁四层结构，与十二指肠基本相同。注意与十二指肠的不同点：肠绒毛呈长指状；上皮中杯状细胞稍多；黏膜下层无腺体；外膜为浆膜。

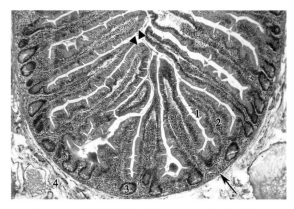

图 14-6　空肠黏膜和黏膜下层（HE 染色，低倍）
1. 上皮；2. 固有层；3. 小肠腺；4. 黏膜下层；↑黏膜肌；▲肠绒毛

（五）结肠（图 14-7）

材料来源：猫结肠。方法：HE 染色。

低倍　从管腔向外逐层观察，区分结肠壁的四层结构（方法同食管）。黏膜面平坦，无绒毛。

高倍　重点观察黏膜，注意与小肠相比较。

1. 黏膜

（1）上皮：为单层柱状上皮，杯状细胞较多。

（2）固有层：大肠腺密集，且较小肠腺长、粗、直，腺体中杯状细胞极多，无帕内特细胞；固有层内可见孤立淋巴小结。

（3）黏膜肌：也为内环行和外纵行两薄层平滑肌。

2. 黏膜下层　疏松结缔组织。

3. 肌层　也是内环行和外纵行两层平滑肌。在结肠横切面，可见外纵行肌局部增厚形成结肠带，带间纵行肌菲薄。

4. 外膜　为浆膜，内常有脂肪细胞聚集（脂肪垂）。

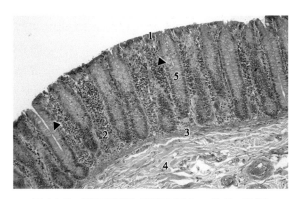

图 14-7　结肠黏膜和黏膜下层（HE 染色，低倍）
1. 上皮；2. 固有层；3. 黏膜肌层；4. 黏膜下层；5. 大肠腺；▲杯状细胞

（六）阑尾

材料来源：人阑尾。方法：HE 染色。

低倍　分清阑尾壁的四层结构，注意其特点：无绒毛；大肠腺短而小，杯状细胞较少；固有层内淋巴组织丰富，大量淋巴小结和弥散淋巴组织可连续成层，并伸入黏膜下层，黏膜肌层很不完整；肌层薄；外膜为浆膜。

三、示教切片

（一）舌

材料来源：人舌。方法：HE 染色。

低倍　分清舌表面的黏膜与深部的骨骼肌。黏膜由复层扁平上皮与固有层结缔组织组成，有许多舌乳头。数量较多、呈圆锥形的是丝状乳头，其上皮的浅层细胞常角化，呈粉红色。数量较少、呈蘑菇状的是菌状乳头，上皮不角化，内有味蕾。轮廓乳头略似菌状乳头，但上端更宽，顶部平坦，乳头周围的黏膜凹陷成沟，沟两侧上皮内有味蕾；固有层中有浆液性味腺，腺导管开口于沟底。

高倍　味蕾为淡染的卵圆形小体，顶端借味孔通口腔，由两种细胞组成。味觉细胞呈长梭形；基细胞的核较小，位于味蕾深部。

（二）食管与胃移行部

材料来源：人食管与胃移行部。方法：HE 染色。

低倍　高低不平的一侧为黏膜，另一侧较平整为外膜。食管的上皮为未角化的复层扁平上皮；胃的上皮为单层柱状上皮，上皮下方的固有层中可见胃腺。

（三）回肠

材料来源：人回肠。方法：HE 染色。

低倍　区分回肠壁四层结构，与空肠基本相同。注意与空肠的不同点：肠绒毛较空肠少而小，呈矮锥形；上皮中杯状细胞较多；固有层淋巴组织丰富，常见集合淋巴小结，有的穿过黏膜肌层，达黏膜下层，并向肠腔呈圆顶状隆起，该处绒毛少而短，甚至无绒毛和小肠腺。

四、思考题

1. 消化管的结构一般分为几层？哪一层变化最大？如何根据该层的结构特点区分食管、胃、小肠和结肠？
2. 如何从分布及光镜结构特征来识别胃底腺的壁细胞和主细胞？
3. 增大小肠腔面积的结构有哪些？它们具有怎样的光镜结构特点？
4. 如何在光镜下区分小肠绒毛和小肠腺？
5. 黏膜下层有腺体的器官有哪些？

（祝　辉）

第15章 消 化 腺

一、实验目的

1. 掌握肝与胰腺的光镜结构。
2. 熟悉下颌下腺与腮腺的光镜结构。
3. 了解胆囊壁的光镜结构。

二、切片观察

（一）下颌下腺（图 15-1）

材料来源：人下颌下腺。方法：HE 染色。

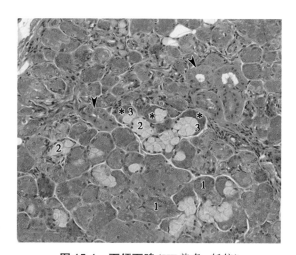

图 15-1　下颌下腺（HE 染色，低倍）
1. 浆液性腺泡；2. 黏液性腺泡；3. 混合性腺泡；* 浆半月；➤纹状管

低倍

1. 被膜　为结缔组织，伸入腺实质内，将腺分成许多大小不等的小叶，包在整个腺的外表面。
2. 腺小叶　小叶由许多染色深浅不一的腺泡和一些大小不等的导管组成。
3. 小叶间结缔组织　位于小叶之间，含有小叶间导管、血管和神经。

高倍

1. 下颌下腺为混合性腺，腺泡可分为三种。

（1）浆液性腺泡：很多。腺腔小，腺细胞呈锥体形，顶部胞质内充满浆液性分泌颗粒，因为嗜酸性而红染；基部胞质嗜碱性，染成暗红色或紫红色，核圆形位于腺细胞的中下部。

（2）黏液性腺泡：较少，腺腔较浆液性腺泡大。腺细胞呈锥体形，细胞核扁圆形，位于细胞的基部。胞质内有黏原颗粒，HE 染色后，被乙醇溶解，染色浅淡，有时可染成淡蓝色。

（3）混合性腺泡：较小。在黏液性腺泡的末端，附着数个浆液性腺细胞形成一个半月形结构，称为半月。

2．导管　分为闰管、纹状管及小叶间导管

（1）闰管：始于腺泡，较短，管径细，管壁由单层扁平或单层立方上皮构成。细胞质着色淡；核扁圆形，小而染色深。因下颌下腺的闰管较短，故不易找到。

（2）纹状管：又称分泌管，位于腺泡之间，管径较粗，切面呈圆形。管壁由单层柱状上皮构成。胞质强嗜酸性，染成深红色，细胞的基底部可见纵纹，染成紫红色。核圆形，位于细胞的中上部。

（3）小叶间导管：位于小叶间结缔组织内，管径粗，管腔大，由单层柱状上皮或假复层柱状上皮构成。

（二）腮腺

材料来源：人腮腺。方法：HE 染色。

低倍　腺实质被结缔组织分隔成许多腺小叶。小叶内可见腺泡、闰管和纹状管。在小叶间结缔组织内，可见小叶间导管和成群的脂肪细胞。

高倍　腮腺为纯浆液性腺。

1．腺泡　只有浆液性腺泡。腺泡间有散在的脂肪细胞。

2．闰管　很长，数量较多，有不同切面，容易找到。由单层扁平上皮构成，可见扁平的细胞核排列为管壁。

3．纹状管及小叶间导管　与下颌下腺的相同。

（三）胰腺

材料来源：人胰腺。方法：HE 染色。

低倍　胰腺表面的结缔组织被膜较薄，伸进实质后分隔出多个大小不等的小叶。小叶内散在分布、染色较浅、大小不等的团块状结构为内分泌部，即胰岛，周围包有少量的结缔组织；其余部分为染成暗红色的外分泌部，包括腺泡和各级导管（图 15-2）。

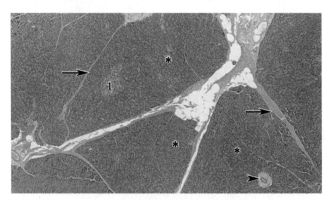

图 15-2　胰腺（HE 染色，低倍）
1．胰岛；↑示小叶间隔；*示胰腺小叶；➤示小叶间导管

高倍（图 15-3）

1．腺泡　小叶内大部分是外分泌部的腺泡，属浆液性腺泡，但比腮腺的腺泡大。细胞顶部含有嗜酸性的酶原颗粒染成红色，细胞基部强嗜碱性而染成紫蓝色。核圆形位于细胞的基底部。腺腔小，含有泡心细胞，其特点是体积小，染色淡，核小圆形。

2．导管

（1）闰管：很长，在腺泡之间，由单层扁平上皮或矮的立方上皮构成，染色淡，管腔小。

（2）小叶内导管：位于小叶内，管壁由单层立方上皮构成，管腔比闰管的大。

(3) 小叶间导管：位于小叶间结缔组织内，管壁由单层柱状上皮构成，管腔大。

3. 胰岛　B 细胞最多，染色浅淡、构成胰岛的大部分。A 细胞很少，染成红色，只能看到几个，分散在 B 细胞之间。其他细胞不能区分。细胞排列成索，并相吻合成网，网眼内有毛细血管。

（四）肝

材料来源：人肝。方法：HE 染色。

低倍　肝的表面包有浆膜，肝实质内有很多的多边形肝小叶，小叶之间的结缔组织很少，没有完全把肝小叶分隔开（图 15-4）。小叶中央的单独一个小腔是中央静脉，肝索以中央静脉为中心，呈放射状排列，并互相吻合，染成粉红色；肝索之间的间隙是肝血窦，与中央静脉相通。几个肝小叶之间结缔组织多的地方是门管区，内含有三种主要管道（图 15-4）。

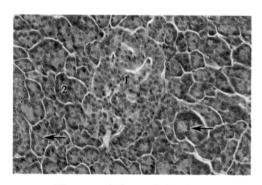

图 15-3　胰腺（HE 染色，高倍）
1. 胰岛；2. 浆液性腺泡；↑泡心细胞

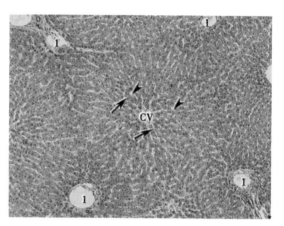

图 15-4　肝小叶（HE 染色，低倍）
CV. 中央静脉；↑肝索；➤肝血窦；1. 门管区

高倍（图 15-5）

1. 肝小叶

(1) 中央静脉：管壁薄，仅有一层内皮细胞。

(2) 肝索：由一排多边形的肝细胞连接在一起形成的索条状结构，立体看呈板状，故又叫肝板，互相吻合成网状。小叶周边的肝细胞较小，嗜酸性较强，为界板。肝细胞为多边形，体积较大，胞质嗜酸性，染成红色，核圆，位于细胞中央。多数肝细胞只有一个核，但部分肝细胞有两个核。

(3) 肝血窦：窦腔不规则，窦壁由内皮细胞构成。窦腔中可见有胞体较大，具有突起的星形细胞即为肝巨噬细胞，即库普弗细胞，核圆，着色深，胞质粉染。窦内大颗粒淋巴细胞的形态同淋巴细胞。肝血窦与肝索间的小间隙为窦周隙，隐约可见。

2. 门管区（图 15-5）

(1) 小叶间胆管：管壁由单层立方或单层柱状上皮组成，核圆或椭圆形，着色较深，排列较密，胞质少，染色浅。

(2) 小叶间动脉：管腔小而圆，壁较厚，由内皮和几层环行平滑肌围成。

(3) 小叶间静脉：管腔大而不规则，壁很薄。管腔内常见有血细胞。

由于这三种管在门管区是不断分支的，因此在同一门管区内常可见几个粗细和管壁厚薄不同的同一种管。

3. 小叶下静脉　为肝小叶之间单独走行的小静脉，管径较中央静脉大，管壁也较厚，周围有一些结缔组织包绕。

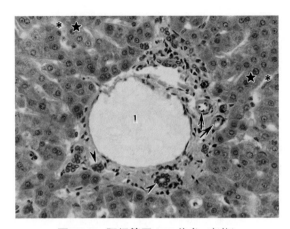

图 15-5　肝门管区（HE 染色，高倍）
1. 小叶间静脉；↑小叶间动脉；➤小叶间胆管；★肝索；＊肝血窦

三、示教切片

（一）肝巨噬细胞

材料来源：小鼠肝。方法：静脉注射台盼蓝后取材，切片经苏木精染色。

高倍　肝血窦内有许多含深蓝色台盼蓝颗粒的肝巨噬细胞，胞体较大，形状不规则，突起附着于内皮或插入内皮细胞之间。

（二）胆小管

材料来源：小鼠肝。方法：镀银染色。

低倍　肝细胞胞质呈淡黄色，肝细胞间的棕黑色线条为胆小管，在肝索内互相连接，似网状。

（三）胆囊

材料来源：人胆囊。方法：HE 染色。

低倍　首先分清胆囊的三层结构，由内向外依次分为黏膜、肌层和外膜。

1. 黏膜　向腔内突出形成许多皱襞，由单层柱状上皮和固有层构成。

2. 肌层　平滑肌厚薄不一，排列不规则。

3. 外膜　较厚，由疏松结缔组织构成，表面大部分覆盖着浆膜。

四、思考题

1. 胰腺的外分泌部与腮腺的结构有哪些异同？

2. 肝小叶中有哪些主要结构？还应有什么结构光镜下未能见到？为什么？

3. 以肝的光镜结构为基础，理解肝血液循环与胆汁循环的路径。

（李继承　范淑玲）

第16章 呼吸系统

一、实验目的

1. 掌握肺导气部管壁变化规律、呼吸部结构及肺泡。
2. 熟悉气管与支气管结构。
3. 了解鼻黏膜结构。

二、观察切片

（一）嗅部黏膜（图16-1）

材料来源：鼻黏膜（嗅部）。方法：HE染色。

肉眼 鼻黏膜切片呈粉染狭长条状。

低倍 可分为假复层纤毛柱状上皮和固有层。

高倍 假复层纤毛柱状上皮由三种细胞构成。支持细胞呈高柱状，细胞核呈卵圆形，染色较深，多位于上皮浅层；嗅细胞为双极神经元，呈梭形，细胞核呈圆形，染色较浅，位于上皮中层，细胞游离面有嗅毛；基细胞呈圆形或锥体形，位于上皮基部。上述三种细胞因轮廓不清，仅能以细胞核位置及形态辨认。固有层为薄层结缔组织，其中可见大量浆液性嗅腺，腺细胞质内有棕黄色颗粒，腺导管开口于上皮表面。

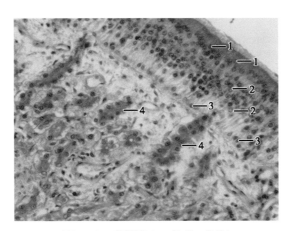

图16-1　嗅黏膜（HE染色，高倍）
1. 支持细胞；2. 嗅细胞；3. 基细胞；4. 嗅腺

（二）气管（图16-2，图16-3）

材料来源：人气管（横断）。方法：HE染色。

肉眼 呈环状，凹面为气管腔面，管壁内紫蓝色的部分为气管软骨，连接两侧软骨的结构为气管膜部。

低倍 管壁由内向外分为黏膜、黏膜下层和外膜。黏膜包括上皮和固有层；黏膜下层位于固有层深部，结缔组织纤维较疏松，内含气管腺（混合性腺）及腺导管。最外层最厚，为外膜，由透明软骨和结缔组织构成。软骨环缺口处为气管膜部,有结缔组织、平滑肌束和周围的混合性气管腺。

高倍 主要观察黏膜。

(1)上皮:为假复层纤毛柱状上皮。纤毛细胞呈柱状,细胞核呈椭圆形,位于上皮浅层,其游离面可见排列规则的纤毛。杯状细胞顶部细胞质呈空泡状,细胞核为倒三角形,位于细胞基底部。刷细胞与梭形细胞在光镜下不易分辨。基细胞位于上皮基部。上皮下方可见较厚的均质粉染的基膜。

(2)固有层:位于基膜下方,由薄层较致密的结缔组织构成,含有较多胶原纤维、气管腺导管、血管、神经和淋巴组织。

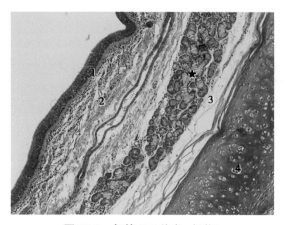

图16-2 气管(HE 染色,低倍)
1. 假复层纤毛柱状上皮;2. 固有层;3. 黏膜下层;4. 透明软骨;★气管腺

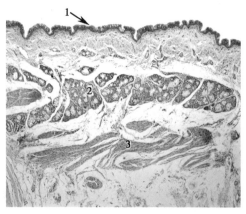

图16-3 气管膜部(HE 染色,低倍)
1. 假复层纤毛柱状上皮;2. 气管腺;3. 平滑肌

(三)肺

材料来源:人肺。方法:HE 染色。

肉眼 切片呈网眼状,局部可见大小不等的腔。

低倍 可见表面光滑的浆膜,为胸膜脏层。肺实质分为导气部和呼吸部。

1. 导气部 包括叶支气管、段支气管、小支气管、细支气管和终末细支气管,但叶支气管和段支气管通常因管径大,不易取材而舍弃。各支气管切面呈大小依次递减的管状结构,管壁厚度也随之变薄。有时可见分支处切面。

2.呼吸部 包括呼吸性细支气管、肺泡管、肺泡囊和肺泡。呼吸性细支气管常延续于呼吸性细支气管,管壁上有少量肺泡开口;肺泡管由几个连续的结节状膨大组成,突起为肺泡隔断后残留的短管壁;肺泡囊则为几个薄壁囊状的肺泡共同开口形成。

高倍

1.导气部

(1)肺内小支气管:管径大,管壁由黏膜、黏膜下层和外膜构成(图16-4)。黏膜表面被覆假复层纤毛柱状上皮,上皮内有杯状细胞,固有层内有散在平滑肌束;黏膜下层由结缔组织构成,与固有层无明显分界,可见少量混合性腺。外膜与黏膜下层相连,由透明软骨片和结缔组织构成。其中可见小血管,为支气管动、静脉的分支。此外,还可见小神经纤维束。

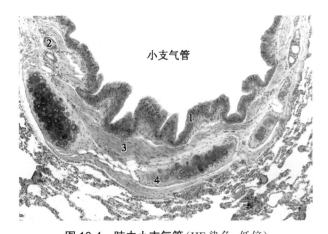

图16-4 肺内小支气管(HE染色,低倍)
1.假复层纤毛柱状上皮;2.腺体;3.平滑肌束;4.透明软骨片

(2)细支气管:为小支气管的分支,管腔较小,管壁较薄,上皮和固有层向腔内突出形成明显皱襞。上皮为单层纤毛柱状上皮,其内有少量杯状细胞、黏膜下层的混合性腺以及外膜的软骨片明显减少乃至消失,而固有层外平滑肌相对增多(图16-5)。

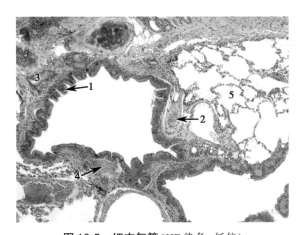

图16-5 细支气管(HE染色,低倍)
1.单层纤毛柱状上皮;2.透明软骨片;3.腺体;4.平滑肌束;5.肺泡

（3）终末细支气管：管腔被覆单层柱状上皮，混合性腺及软骨片全部消失，固有层外的平滑肌形成完整一层（图16-6）。

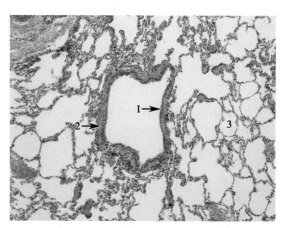

图16-6 终末细支气管（HE 染色，低倍）
1. 单层柱状上皮；2. 环形平滑肌；3. 肺泡

上皮主要为无纤毛的克拉拉细胞，其特点为：游离面呈圆顶状突向管腔，细胞质染色浅（图16-7）。

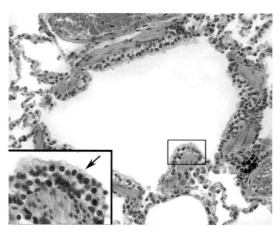

图16-7 终末细支气管与克拉拉细胞（HE 染色，低、高倍）
↑示克拉拉细胞

2. 呼吸部（图16-8）

（1）呼吸性细支气管：管壁与少量肺泡相通。管壁表面被覆单层柱状或单层立方上皮，上皮下方有少量结缔组织和环形平滑肌。

（2）肺泡管及肺泡囊：肺泡管表面覆有单层立方上皮，内有弹性纤维和环形平滑肌。肺泡囊是许多肺泡的共同开口处，相邻肺泡处无结节状膨大。

（3）肺泡：半球形囊状结构，相邻肺泡之间的少量结缔组织为肺泡隔。

肺泡由肺泡上皮围成，包括两种细胞。Ⅰ型肺泡细胞数量较多，呈扁平形，细胞核的部位略厚。Ⅱ型肺泡细胞较少，呈立方或圆形，细胞质染色浅。肺泡隔内可见丰富的毛细血管和弹性纤维。此外，在肺泡隔或肺泡腔内可见肺泡巨噬细胞，因其吞噬灰尘颗粒，故又称尘细胞。该细胞体较大，呈椭圆形或不规则形，细胞质内含有呈褐色或黑色的颗粒（图16-9）。

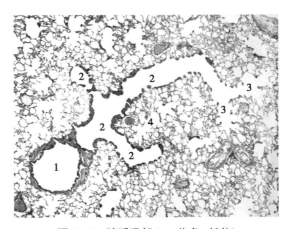

图 16-8　肺呼吸部（HE 染色，低倍）
1. 终末细支气管；2. 呼吸性细支气管；3. 肺泡管

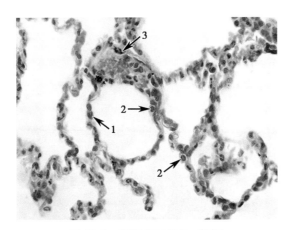

图 16-9　肺泡（HE 染色，高倍）
1. Ⅰ型肺泡细胞；2. Ⅱ型肺泡细胞；3. 尘细胞

三、示教切片

肺弹性纤维

材料来源：人肺。方法：Weigert 来复红染色。

肉眼　标本呈蓝色网眼状，局部可见大小不等的腔。

低倍　切片中紫蓝色丝状结构为肺内弹性纤维。

高倍　在肺的导气部和呼吸部均可见弹性纤维，肺泡隔内弹性纤维交织成网，肺泡开口周围的弹性纤维较多，且呈环状缠绕。肺内弹性纤维在呼气运动中起重要作用。

四、思考题

1. 气管管壁分哪几层？每层的结构特点是什么？
2. 比较肺导气部中各结构的组成，归纳其管壁结构的变化规律。
3. 肺呼吸部中肺泡管管壁有多个结节状膨大，是如何形成的？

（周　莉）

第17章 泌尿系统

一、实验目的

1. 掌握肾的光镜结构。
2. 熟悉膀胱管壁的光镜结构。
3. 了解输尿管管壁的光镜结构。

二、切片观察

(一)肾（图 17-1）

材料来源：豚鼠肾。染色：HE 染色。

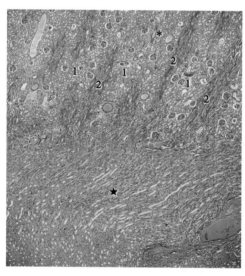

图 17-1　肾实质（HE 染色，低倍）

*皮质；★髓质；1. 皮质迷路；2. 髓放线

肉眼　一侧深红色部分是皮质，内含散在分布的圆点状肾小体，表面覆盖被膜；另一侧色浅的为髓质，即肾锥体，锥体旁染色深的是肾柱。皮、髓质之间可见弓形血管的管腔。

低倍

1. 被膜　包在肾表面，为薄层致密结缔组织，染色较浅。

2. 皮质　皮质和髓质之间有几个管腔较大的血管，为弓状动脉和弓状静脉，成为两者的分界。皮质中多个垂直于被膜的浅色长条形区域为髓放线，一端来自于髓质，另一端终止于皮质浅层。两个相邻髓放线之间颜色较深的区域为皮质迷路。（图 17-2）

（1）皮质迷路：有许多散在的圆形肾小体，周围为多个、大小不等的管状结构，为各种切面的肾小管曲部，其中数量多、管壁厚、较大的为近曲小管，数量少、管径小的多为远曲小管。

（2）髓放线：位于皮质迷路之间，含平行排列的纵切或斜切的管状结构，为近端、远端小管的直部或集合管。

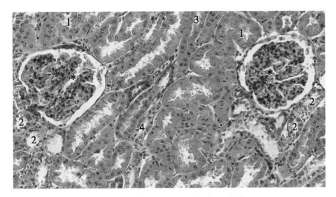

图 17-2　肾皮质（HE 染色，高倍）

1. 近曲小管；2. 远曲小管；3. 近直小管；4. 远直小管；＊肾小体

3. **髓质**　可见大量不同切面、密集平行排列的小管，但无肾小体。

高倍

1. **肾小体**　位于皮质迷路深部的肾小体体积较大，位于浅部的较小。肾小体由血管球及肾小囊组成。有的肾小体切面可见微动脉出入，此处为血管极；有的可见肾小囊与近曲小管相通，此处为尿极。有的血管极侧可见球旁复合体。（图 17-3）

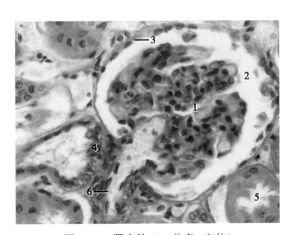

图 17-3　肾小体（HE 染色，高倍）

1. 血管球；2. 肾小囊腔；3. 肾小囊壁层；4. 致密斑；5. 近曲小管；6. 入球微动脉

（1）肾小囊：壁层为单层扁平上皮，位于血管球外，于血管极处反折延续为脏层，即足细胞，覆盖于血管球表面，多面向肾小囊腔，核较大，着色浅，突向囊腔，但与血管球其他结构不易区分。壁层与血管球之间形成肾小囊腔。

（2）血管球：呈现为大量毛细血管的切面，可见深蓝色的扁平内皮细胞核，管腔内含血细胞。毛细血管之间有球内系膜细胞，核小而圆，着色最深。

2. **近曲小管**　很多，多呈圆形，管壁厚，管腔小而不规则。上皮细胞为单层立方或锥形，细胞较大，侧面分界不清；核圆，位于近基底部；胞质强嗜酸性，呈深红色，游离面的刷状缘毛糙不齐。（图 17-3）

3．远曲小管 较少，与近曲小管相比，管径较小，但管腔相对较大而规则。由单层立方上皮围成，细胞较小，细胞之间分界较清楚；核圆，位于中央，排列整齐；胞质嗜酸性较弱，呈浅红色，游离面无刷状缘。(图17-3)

4．近直小管和远直小管 可在髓放线和髓质的近皮质处找到，切面多呈直行管状，其结构分别与曲部相似(图17-4)。

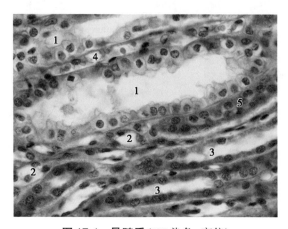

图 17-4　骨髓质（HE 染色，高倍）
1. 集合管；2. 细段；3. 远直小管；4. 毛细血管；5. 近直小管

5．细段 在近肾乳头部易于找到，多切成圆形。细段管腔小，管壁为单层扁平上皮，胞质染色较浅，胞核扁平，但比毛细血管内皮稍厚。(图17-4)

6．直集合管与乳头管 直集合管从髓放线延伸到髓质深层，管腔较大，并由细逐渐变粗；上皮由单层立方逐渐增高为柱状，到乳头部移行为乳头管，则成为高柱状。细胞之间分界清楚，可见清晰的细胞膜；胞质染色浅于远端小管，呈浅粉色，甚至清亮；核圆，居中。(图17-4)

7．球旁复合体 在切到血管极的肾小体可见(图17-3)。

(1) 球旁细胞：位于入球微动脉内皮外侧，呈立方或多边形，体积略大，不易辨认。

(2) 致密斑：有的远曲小管靠近肾小体一侧的管壁上皮细胞较另一侧高，细胞核也随之变高，紧密排列在一起后成为致密斑。

(3) 球外系膜细胞：位于出、入球微动脉和致密斑围成的三角形区域内，细胞成群分布，仅见细胞核，核染色较深。

（二）膀胱

材料来源：人膀胱。方法：HE 染色。

肉眼 为膀胱壁切面，一侧着紫蓝色部分为黏膜，其下方染成粉红色的是其他各层。

低倍

1．空虚状态下的膀胱壁

黏膜：最内层，形成许多皱襞，由变移上皮和固有层组成。上皮较厚，约8～10层细胞。最表层有盖细胞覆盖，细胞大，呈椭圆形，胞质染色浅。

肌层：较厚，大致由内纵、中环和外纵行三层平滑肌组成。

外膜：一般为纤维膜，若取材于膀胱顶部，则为浆膜。

2．充盈状态下膀胱壁（图17-5） 与空虚者比较，黏膜皱襞减少或消失；上皮变薄，较平，仅3～4层细胞，盖细胞扁平。

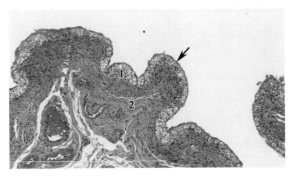

图17-5 膀胱（HE染色，低倍）
1. 变移上皮；2. 固有层；↑盖细胞

三、示教切片

（一）肾血管

材料来源：豚鼠肾。方法：经肾动脉灌注卡红明胶，切片不染色。

肉眼 含深红色圆形结构的部位为皮质，含直行红色细线的部位为髓质。

低倍 可见纵、横、斜切的肾血管，管腔内充满红色颜料。按照各段血管分布的位置进行观察。

1. 弓形动、静脉 位于皮、髓质交界处，较粗大；向髓质发出直小动脉，向皮质发出小叶间动脉。

2. 小叶间动、静脉 在皮质迷路内，为与皮质表面垂直行走的血管。

3. 入球、出球微动脉 小叶间动脉沿途向两侧分出许多入球微动脉进入肾小体内。可见入球微动脉较出球微动脉粗。

4. 毛细血管球 为一团丝球状毛细血管。

5. 球后毛细血管网 分布在肾小管周围，呈细网状。

6. 直小动、静脉 为髓质内的许多直行小血管。

（二）输尿管

材料来源：人输尿管。方法：HE染色。

肉眼 为输尿管横切面，管壁厚，管腔呈星形。

低倍 管壁从内向外可分为黏膜、肌层和外膜三层。

1. 黏膜 有许多纵行皱襞，因而管腔不规则。上皮为变移上皮，其下方为固有层，为较致密的结缔组织。

2. 肌层 平滑肌组成，上2/3为内环、外纵两层；下1/3为内纵、中环、外纵三层。根据肌纤维排列方式与分布可判断该切面在输尿管的大致位置。

3. 外膜 纤维膜。

四、思考题

1. 光镜下如何区分近端小管、远端小管和集合小管，曲部与直部的分布有什么特点？

2. 简述肾小体的分布与形态特点，注意观察不同切面的肾小体结构。

3. 球旁复合体的位置与组成？哪一个结构在光镜下相对最容易辨识？

（钟近洁）

第18章 男性生殖系统

一、实验目的

1. 掌握睾丸与附睾的光镜结构。
2. 熟悉前列腺的光镜结构特点。
3. 了解输精管和阴茎的光镜结构特点。

二、切片观察

（一）睾丸

材料来源：人睾丸。方法：HE 染色。

肉眼 鞘膜脏层包绕在最表面，为浆膜。浆膜下方为较厚浅染的白膜，其内侧呈较深染的结构为睾丸实质。

低倍

1. 被膜 鞘膜脏层最表面为单层扁平上皮，下方为白膜，由致密结缔组织组成，其内侧血管较多。白膜向后缘延续，形成局部增厚区域为睾丸纵隔，内有睾丸网。白膜内侧为大量生精小管和小管之间的睾丸间质。睾丸网与生精小管之间可有直精小管。

2. 实质 大量生精小管被切成各种切面。生精小管壁厚，由多层大小不同的细胞组成，管腔较小。

高倍（图 18-1）

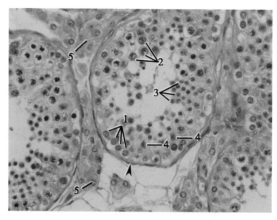

图 18-1　生精小管（HE 染色，高倍）

1. 精原细胞；2. 初级精母细胞；3. 精子细胞；4. 支持细胞；5. 间质细胞；➤示肌上皮细胞

1. 生精小管 基膜较明显，基膜外侧有深蓝色杆状扁平细胞核，为长梭形的肌样细胞。

（1）精原细胞：位于基膜内侧，圆或椭圆形；核卵圆或圆形，着色深浅不一，偶见有丝分裂相；胞质较少并淡染。

（2）初级精母细胞：位于精原细胞近腔侧，有2～3层，数量多，体积最大，呈圆形。核大而圆，染色较浅，因处于不同的减数分裂阶段，故不同细胞的染色体粗细不一，交织呈丝球状。

（3）次级精母细胞：位于初级精母细胞的近腔侧。胞体大小似精原细胞；核圆，染色较深。因该阶段存在时间很短，不易观察到。

（4）精子细胞：位于近腔面。成群存在，体积小，处于精子形成过程中的不同时期。早期阶段的精子细胞核小而圆，染色深，胞质少；中后期阶段的细胞核变长，变小。

（5）精子：位于管腔中，形似蝌蚪。头部可嵌于支持细胞顶部，呈卵圆形、深蓝色小点状；尾部淡粉红色，游离于腔内。因制片过程中，管腔内精子已被冲洗掉，不易看见，可在附睾管中观察。

（6）支持细胞：散布于生精细胞之间，细胞体积大，可从生精小管基底一直伸达腔面，但由于细胞轮廓不清，只能根据核的形态分辨。核大多位于精原细胞之上，呈三角形或不规则形，着色浅，核仁清楚；核周有较多浅染的胞质。

2. 睾丸间质细胞 成群分布于生精小管之间的疏松结缔组织中。细胞呈圆或卵圆形，体积较大，核圆居中，胞质多，呈嗜酸性。

3. 直精小管 近睾丸纵隔处可见少量直精小管切面。管径较小，上皮为单层柱状，均为支持细胞，无生精细胞（图18-2）。

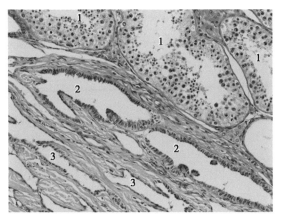

图18-2 生精小管和直精小管（HE染色，高倍）
1. 生精小管；2. 直精小管；3. 睾丸网

4. 睾丸网 位于睾丸纵隔内，切面为大小不等、形状不规则的若干管道。管壁内衬单层立方上皮，管道之间为延续自白膜的致密结缔组织（图18-2）。

（二）附睾

低倍 可见许多输出小管和附睾管的切面，前者仅位于头部，管腔较小且不规则；附睾管腔较大而规则，腔内可见大量精子。

高倍

1. 输出小管 上皮由高柱状纤毛细胞和低柱状细胞成群相间排列而成，故腔面高低不平。高柱状细胞核呈长椭圆形，位于细胞近腔面；胞质深染，游离面有大量纤毛；低柱状细胞核靠近基底部。小管周围有少量环行平滑肌纤维（图18-3）。

2. 附睾管 上皮为假复层纤毛柱状，由主细胞和基细胞组成。主细胞呈高柱状，核椭圆形，色浅，位近游离面；细胞的游离面有大量排列整齐的静纤毛。基细胞呈锥形，仅核染色可见，位于上皮深层，呈一层排列整齐的小圆形核。上皮外有薄层平滑肌纤维环绕（图18-4）。

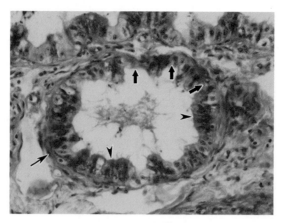

图 18-3 输出小管

➡低柱状上皮细胞；➤高柱状纤毛细胞；↑管周平滑肌

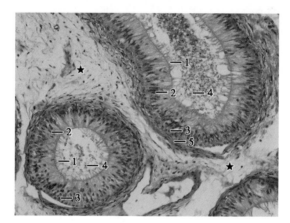

图 18-4 附睾管（HE 染色，高倍）

1. 纤毛；2. 主细胞；3. 基细胞；4. 精子；5. 平滑肌；★结缔组织

（三）前列腺（图 18-5）

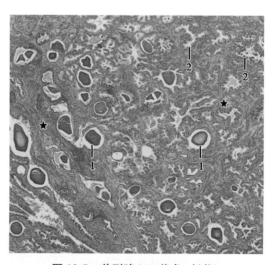

图 18-5 前列腺（HE 染色，低倍）

1. 前列腺凝固体；2. 腺泡；★结缔组织（红色条状组织为平滑肌）

材料来源：人前列腺。方法：HE 染色。

肉眼　标本中可见许多粗细不等、纵横交错的红色条纹，即间质。间质周围有大小不等、形状不一的许多小腔隙，为腺泡和导管。

低倍

1．被膜及间质　表面的被膜伸入实质。间质较多，为含大量平滑肌纤维的结缔组织。

2．腺实质　腺泡大小不一，形态不规则，腺泡壁厚薄不均，腔内可有圆形、粉红色的前列腺凝固体，大小不一，均质状，由分泌物形成。导管管腔较大。

高倍

腺泡上皮为单层立方、单层柱状或假复层柱状，交错排列，使腔面起伏不平。

三、示教切片

（一）输精管

材料来源：人输精管。方法：HE 染色。

低倍　为输精管横切面。管壁较厚，由黏膜、肌层和外膜组成，腔面可见多个皱襞突向管腔。上皮为假复层纤毛柱状，固有层含丰富的弹性纤维。肌层由内纵、中环、外纵三层平滑肌组成。外膜为疏松结缔组织，含较多神经、血管和淋巴管。

（二）精液涂片

材料来源：人精液。方法：精液涂片，HE 染色。

高倍　在涂得较薄的部位，观察单个精子。精子形如蝌蚪，头部呈卵圆形，细胞核嗜碱性，核前方有染色浅的顶体。尾部细长，呈浅红色。可观察到各种畸形精子并计数计算其比例。

四、思考题

1．光镜下如何区分生精小管管壁上的各级生精细胞？

2．睾丸支持细胞和间质细胞各有哪些结构特点？

3．结合支持细胞的镜下特点，分析其与各级生精细胞之间的结构关系。

（钟近洁）

第19章　女性生殖系统

一、实验目的

1. 掌握卵巢、子宫（增生期和分泌期）的光镜结构。
2. 熟悉输卵管与乳腺的光镜结构。
3. 了解宫颈阴道移行部的光镜结构。

二、切片观察

（一）卵巢（图 19-1～图 19-3）

材料来源：猫卵巢。方法：HE 染色。

肉眼　周围部分较厚，可见大小不等的卵泡，为皮质；中央较疏松的窄小部分为髓质。在部分标本的一端可见与卵巢系膜相连处，为卵巢门。（由于取材原因，并非所有切片都能看到卵巢系膜。）

低倍

1. 被膜　表面上皮为单层扁平或立方。白膜不明显，由薄层致密结缔组织构成。

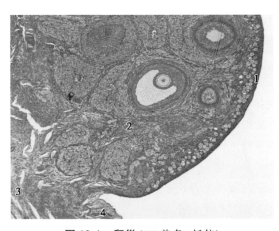

图 19-1　卵巢（HE 染色，低倍）
1. 表面上皮和白膜；2. 皮质；3. 髓质；4. 卵巢系膜

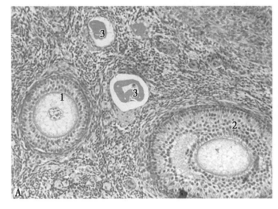

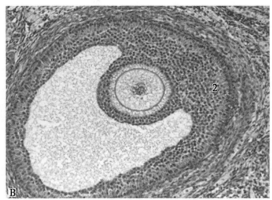

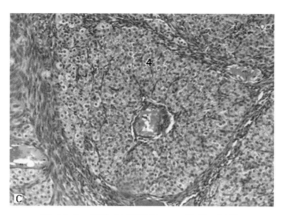

图 19-2 卵泡和间质腺（HE 染色，低倍）
1. 初级卵泡；2. 次级卵泡；3. 闭锁卵泡；4. 间质腺

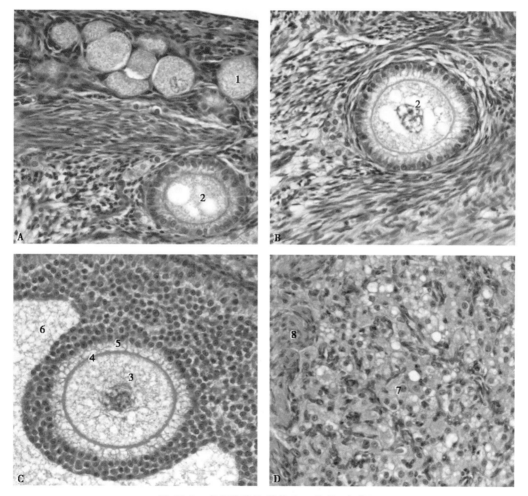

图 19-3 各级卵泡和黄体（HE 染色，高倍）
1. 原始卵泡；2. 初级卵泡；3. 初级卵母细胞；4. 透明带；5. 放射冠；6. 卵泡腔；7. 颗粒黄体细胞；8. 膜黄体细胞

2. 皮质　含有不同发育阶段的卵泡、闭锁卵泡、间质腺等，这些结构之间的结缔组织含较多梭形的基质细胞。原始卵泡位于皮质最浅层，数量最多，体积最小。其内侧为体积增大的初级卵泡,数量减少,大小不一。次级卵泡较初级卵泡进一步增大,卵泡内可见大小不一、含卵泡液的卵泡腔。成熟卵泡不易见到。闭锁卵泡形成可发生在卵泡发育的不同时期,形态相差很大。动物卵巢晚期次级卵泡闭锁后形成多个间质腺,呈染色较浅的团块状结构。

3. 髓质　与皮质无明显界限。疏松结缔组织内有丰富的血管、淋巴管。

高倍

1. 原始卵泡　中央有一较大的圆形初级卵母细胞,核大而圆,染色浅,核仁明显;胞质呈弱嗜酸性。周围有一层扁平的卵泡细胞,细胞界限不明显,只见扁圆形的核。

2. 初级卵泡　有以下几种结构:

(1) 初级卵母细胞:居中,体积增大。

(2) 卵泡细胞:呈立方形或柱状,可见一或多层圆形或椭圆形核。

(3) 透明带:是初级卵母细胞与卵泡细胞之间的一层均质状、嗜酸性的膜。

(4) 卵泡膜:位于卵泡外周,结缔组织密集环绕形成。

3. 次级卵泡　可观察到以下结构:

(1) 卵泡腔:位于卵泡细胞之间,起初较小,数量少,以后逐渐增多,合并成一个大腔,呈月牙状,腔内可见粉红色絮状物,为卵泡液中的蛋白质凝固形成。

(2) 卵丘:为卵泡腔一侧的隆起,含初级卵母细胞、透明带及其周围的一些卵泡细胞。紧贴卵母细胞周围,一层呈放射状排列的柱状卵泡细胞称放射冠。因切面原因,有的卵泡只切到卵泡腔或部分卵丘,未切到卵母细胞。

(3) 颗粒层:为构成卵泡壁的数层密集排列的卵泡细胞(颗粒细胞)。

(4) 卵泡膜:分化为两层,内层有丰富的毛细血管和膜细胞,细胞较大,多边形,核圆,胞质较多,弱嗜酸性;外层为结缔组织,细胞和血管较少,纤维较多。

4. 闭锁卵泡　可发生在卵泡发育的不同时期,形态相差很大。早期者可见初级卵母细胞核固缩,卵泡细胞的凋亡小体(强嗜碱性染色的核碎片),卵泡内出现巨噬细胞和中性粒细胞;晚期者仅见不规则环状的透明带。

5. 间质腺　腺细胞排列成团或索条状。细胞较大,呈多边形,核圆,胞质染色浅,含空泡状脂滴。

(二)卵巢(黄体)(图 19-3D, 图 19-4)

材料来源:猫卵巢。方法:HE 染色,由于动物性周期的原因,需于特定时期制备切片。

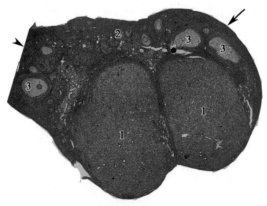

图 19-4　猫卵巢中的黄体(HE 染色,低倍)
1. 黄体;2. 初级卵泡;3. 次级卵泡;↑被膜;➤卵巢门部

肉眼 黄体为很大的淡粉色细胞团,动物卵巢中可同时有几个黄体形成,几乎占据卵巢一半体积。

低倍 黄体中央占大部分、浅染的区域为粒黄体细胞;周边包绕、数量较少、深染的为膜黄体细胞。

高倍

(1)颗粒黄体细胞:数量多,体积较大,呈多边形;核大,圆或椭圆形,居中。胞质呈粉红色,可见小空泡状脂滴。

(2)膜黄体细胞:较少,体积小,形态不规则,胞质和核染色较深。

(三)子宫(增生期)(图19-5,图19-6)

材料来源:人子宫。方法:HE染色。

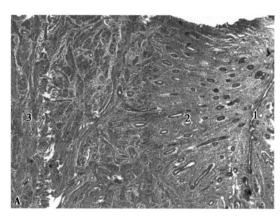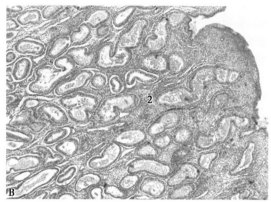

图19-5 子宫(HE染色,低倍)

A. 增生期;B. 分泌期

1. 子宫腔;2. 子宫内膜;3. 子宫肌层

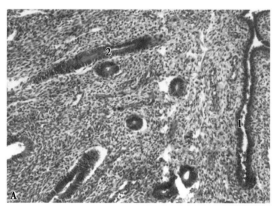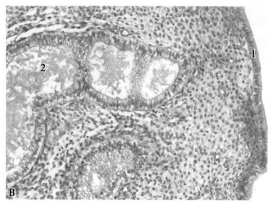

图19-6 子宫(HE染色,低倍)

A. 增生期;B. 分泌期

1. 单层柱状上皮;2. 子宫腺

肉眼 表面染成紫蓝色的一层为内膜,较薄,染成粉红色很厚的部分为肌层。

低倍 子宫壁由内至外分三层。

1. 内膜 由上皮和固有层构成。固有层分浅层和深层。浅层是功能层,可见子宫腺的不同断面;深层较薄,是基底层。

2. 肌层 最厚,可见大量平滑肌束的不同切面,肌束间有结缔组织分隔。肌层的进一步分层不易分辨。

3. 外膜　为浆膜,因取材表浅,有些标本见不到。

高倍　内膜

(1)上皮为单层柱状上皮,由大量分泌细胞和散在的纤毛细胞组成。

(2)固有层较薄,由结缔组织构成,基质细胞很多,呈梭形或星形;含单管状子宫腺,直或略弯曲,腺腔窄,无分泌物;若观察到连续的几个微动脉横切面,即为螺旋动脉。

(四)子宫(分泌期)(图19-5,图19-6)

材料来源:人子宫。方法:HE染色。

肉眼　一侧染成紫蓝色的为内膜,很厚,染成粉红色很厚的部分为肌层。

低倍　内膜很厚,含很多弯曲扩张的腺体和成串的小动脉。肌层和外膜同增生期子宫。

高倍　子宫腺更粗、更弯曲,腺腔扩大,内有淡粉色分泌物。固有层基质较疏松,细胞间隙大,呈水肿现象。基质细胞体积较大,圆形,胞核、胞质着色浅。

(五)乳腺(静止期)(图19-7)

材料来源:人乳腺。方法:HE染色。

肉眼　标本一侧呈紫蓝色的是表皮,在粉红色的组织中可见散在分布的蓝紫色小团,即乳腺小叶。

低倍　在大量结缔组织和脂肪组织中夹有少量腺组织。

高倍　小叶内腺泡稀少,腺泡上皮为单层立方或柱状,腺泡腔小,或为无腔的一团细胞。小叶内导管与腺泡很难区分。小叶间导管和总导管管腔较大,由单层柱状或复层柱状上皮组成,近皮肤处移行为复层扁平上皮。

(六)乳腺(活动期)(图19-7)

材料来源:人乳腺。方法:HE染色。

低倍　结缔组织和脂肪组织少,腺体丰富,可见大量腺泡,腺泡腔大,内含较多分泌物(乳汁)。

高倍　腺泡上皮有两种:或为高柱状,腔内不含或含少量分泌物;或为扁平和立方形,腔内有较多分泌物(乳汁)。小叶内导管与腺泡不易区分,大导管位于结缔组织处,上皮为单层柱状或复层上皮。

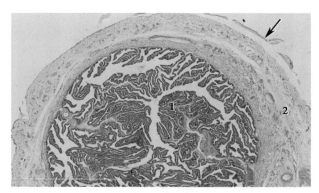

图19-7　输卵管(HE染色,低倍)

1.黏膜皱襞;2.肌层;↑示浆膜

三、示教切片

(一)输卵管(图19-8)

材料来源:猫输卵管。方法:HE染色。

肉眼　管腔面有很多皱襞,腔面染成紫蓝色的部分为黏膜,周围染成粉红色者为管壁的其他部分。

低倍

1. 黏膜 许多有分支的皱襞突入管腔。上皮为单层柱状,固有层较薄。

2. 肌层 由内环和外纵两层平滑肌组成。

3. 浆膜。

高倍 上皮由分泌细胞和纤毛细胞构成。纤毛细胞较大,核圆形或卵圆形,染色略浅,游离面有纤毛。分泌细胞较小,胞核较长,染色较深,胞质嗜酸性较强。

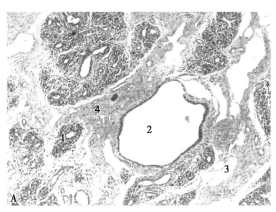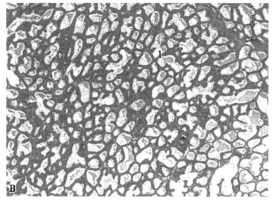

图 19-8 乳腺(HE 染色,低倍)

A. 静止期;B. 活动期

1. 腺泡;2. 导管;3. 脂肪组织;4. 结缔组织

(二)宫颈阴道移行部(图 19-9)

材料来源:人宫颈阴道移行部。方法:HE 染色。

高倍 阴道上皮为复层扁平上皮,未角化,宫颈外口处,上皮变为单层柱状上皮。

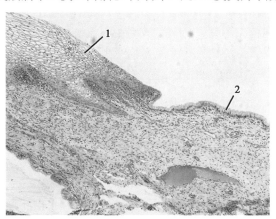

图 19-9 子宫和阴道移行部(HE 染色,低倍)

1. 阴道的复层扁平上皮;2. 子宫的单层柱状上皮

四、思考题

1. 各级卵泡的分布、结构和特点是什么?

2. 镜下很难见到成熟卵泡,但可根据次级卵泡的结构,请分析排卵时排出与剩余的结构。

3. 试比较增生期和分泌期子宫内膜镜下的主要区别。

(邵淑娟)

第20章 胚胎发生总论

一、实验目的

1. 掌握卵裂球、胚泡、三胚层胚盘的形态结构。
2. 掌握胚泡植入子宫内膜的过程、胚体形成时的结构变化。
3. 熟悉胎膜、胎盘的形态结构。
4. 了解胚外中胚层的分布。

二、模型观察

（一）卵裂球（图20-1）

受精卵一旦形成，便开始向子宫方向移行，并进行细胞分裂。由于子细胞被透明带包裹，在分裂间期无生长过程，仅原受精卵的细胞质被不断分到子细胞中，因而随着细胞数目增加，细胞体积逐渐变小。受精卵的这种特殊的有丝分裂过程称卵裂，卵裂产生的子细胞称卵裂球。第1次卵裂后形成2个卵裂球，接着分裂成4个、8个等大小不等的卵裂球。卵裂球越分越小，越分越多。

重点观察：透明带内的二细胞期、四细胞期卵裂球。

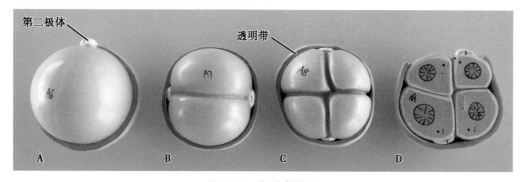

图20-1 卵裂球模型
A. 受精卵；B. 受精卵分裂成两个卵裂球；C. 分裂成四个卵裂球；D. 四个卵裂球剖面观

（二）胚泡（图20-2）

当卵裂时卵裂球数达12~16个，共同组成一个实心胚，称桑椹胚。桑椹胚细胞继续增殖，细胞间出现若干小的腔隙，它们逐渐汇合成一个腔，腔渐大而演变成胚泡。胚泡由三个部分组成，胚泡中心为胚泡腔；胚泡壁即滋养层，由单层细胞围成；位于胚泡腔内一侧的一群细胞，称内细胞群（图20-2A），与内细胞群相连的滋养层为极端滋养层。

重点观察：滋养层、胚泡腔、内细胞群。

（三）植入（图20-3）

胚泡进入子宫内膜的过程称植入。首先，胚泡的极端滋养层附着在子宫内膜上，分泌蛋白水解酶，在内膜溶蚀出一个缺口，然后胚泡陷入缺口，逐渐被包埋其中，随后内膜缺口自然修复。

重点观察：植入中的胚泡及其与子宫内膜的关系。

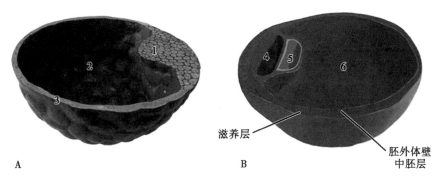

图 20-2　胚泡模型

A. 早期胚泡；B. 晚期胚泡

1. 内细胞群；2. 胚泡腔；3. 滋养层；4. 羊膜腔；5. 卵黄囊；6. 胚外体腔

（四）三胚层胚盘（图 20-4）

随着植入过程，胚泡也同时进一步演变，内细胞群内出现两个腔隙。靠近极端滋养层的为羊膜腔，位于羊膜腔腹侧面的为卵黄囊（图 20-2B）。羊膜腔的底（上胚层）和卵黄囊的顶（下胚层）构成圆盘状的胚盘。此后二胚层胚盘的上胚层部分细胞增殖较快，并向胚盘一端中线迁移，在中轴线上聚集形成一条纵行的细胞柱，称原条。后来原条细胞增殖并向深面迁移，形成中胚层（模型中红色代表，图 20-4B），并取代下胚层形成内胚层（黄色，图 20-4C），上胚层改称外胚层（蓝色，图 20-4A），梨形的三胚层胚盘形成。

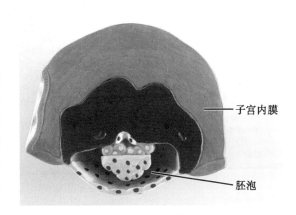

图 20-3　植入模型

重点观察：三胚层胚盘、内胚层、中胚层及体节、外胚层及神经褶和神经沟。

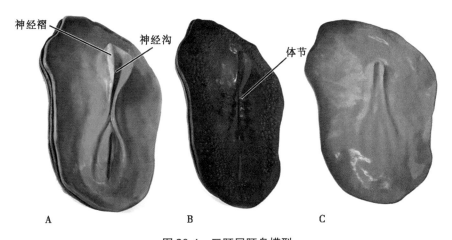

图 20-4　三胚层胚盘模型

A. 三胚层胚盘；B. 去掉外胚层的胚盘；C. 只剩内胚层的胚盘

（五）胚外中胚层（图 20-2B）

随着发育的进行，胚泡腔内出现松散分布的星状细胞和细胞外基质，充填于滋养层和卵黄囊、羊膜囊之间，形成胚外中胚层。继而胚外中胚层细胞间出现腔隙，腔隙逐渐汇合增大，在胚外中胚层内形成一个大腔，称胚外体腔。胚外中胚层则分别附着于滋养层内面（胚外体壁中胚层）及卵黄囊和羊膜囊的外面（胚外脏壁中胚层）（图20-6）。

重点观察：胚外体腔、胚外脏壁中胚层、胚外体壁中胚层。

（六）胚体的形成（图20-5）

伴随三胚层的分化，胚盘边缘向腹侧卷折形成头褶、尾褶和左右侧褶，扁平形胚盘逐渐变为圆柱形的胚体。

重点观察：头褶、尾褶和左右侧褶。

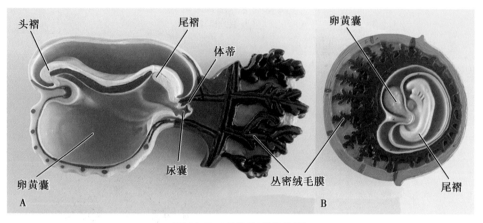

图20-5 胚体的形成模型
A. 胚体矢状断面图；B. 胚体立体模型图

（七）胎膜（图20-6）

胎膜包括绒毛膜、羊膜、卵黄囊、尿囊和脐带。

1. 绒毛膜 由绒毛膜板、各级绒毛干及绒毛组成。滋养层和衬于其内面的胚外中胚层组成绒毛膜板，在其基础上形成各级绒毛干及绒毛（图20-5B、图20-6、图20-7D）。

重点观察：绒毛、绒毛干、绒毛间隙。

2. 羊膜 为半透明薄膜，由一层羊膜上皮和少量胚外中胚层构成。羊膜内为羊膜腔内，充满羊水，胚胎浸泡在羊水中。羊膜最初附着于胚盘的边缘，与外胚层连续。随着胚体形成、羊膜腔扩大和胚体凸入羊膜腔内，羊膜在胚胎的腹侧包裹体蒂，形成脐带。羊膜腔的扩大逐渐使羊膜与绒毛膜相贴，胚外体腔消失（图20-2B、图20-5B、图20-6）。

重点观察：羊膜、羊膜腔。

3. 卵黄囊 位于原始消化管腹侧。人胚胎卵黄囊被包入脐带后，其与原始消化管相连的部分相对狭窄，称卵黄蒂。卵黄蒂于第6周闭锁，卵黄囊逐渐退化（图20-2B、图20-5B、图20-6）。

重点观察：卵黄囊腔、卵黄囊壁。

4. 尿囊 是从卵黄囊尾侧向体蒂内伸出的一个盲管，随着胚体尾端的卷折而开口于原始消化管尾段的腹侧（图20-5A）。

重点观察：卵黄囊、尿囊、体蒂。

5. 脐带 是连于胚胎脐部与胎盘间的索状结构。脐带外覆羊膜，内含黏液性结缔组织。在脐带实质中有三条血管，中央是一条脐静脉，两侧是两条脐动脉（图20-6，图20-7A、B、D）。

重点观察：脐带羊膜、脐动脉、脐静脉。

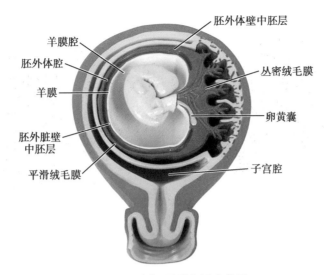

图 20-6　胎儿、胎膜与子宫模型

（八）胎盘（图 20-7）

是由胎儿的丛密绒毛膜与母体的基蜕膜共同组成的圆盘形结构。圆盘状或椭圆形,中央厚,边缘稍薄,直径 15～20cm,重约 500g,有两个面:

1. 胎儿面　表面光滑、透明、平整,覆有羊膜,中央(或偏中)有脐带附着。透过表面的羊膜,可见深部的脐血管从脐带根部向胎盘边缘呈放射状走行(图 20-7A、B)。

2. 母体面　表面粗糙,为剥脱后的基蜕膜。有不规则的浅沟,浅沟将母体面分为 15～30 个略突出的胎盘小叶(图 20-7C)。

重点观察:胎盘两个面的形态结构、脐带血管。

在胎盘垂直切面上,可见羊膜下方为绒毛膜的结缔组织,脐血管的分支走行其中。绒毛膜板发出 40～60 根绒毛干,绒毛干又发出许多细小绒毛,绒毛干的末端以细胞滋养层壳固着于基蜕膜。脐血管的分支沿绒毛干进入绒毛内,形成毛细血管。绒毛干之间为绒毛间隙,有基蜕膜构成的短隔伸入其内,称胎盘隔。胎盘隔将胎盘分隔为多个胎盘小叶,每个小叶含 1～4 根绒毛干及其分支。子宫螺旋动脉与子宫静脉的分支开口于绒毛间隙,故绒毛间隙内充满母体血液,绒毛浸泡其中(图 20-7D)。

重点观察:绒毛干及绒毛、绒毛间隙、胎盘隔。

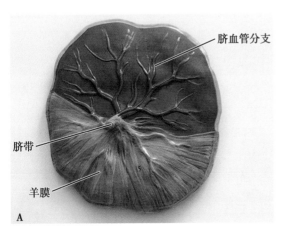

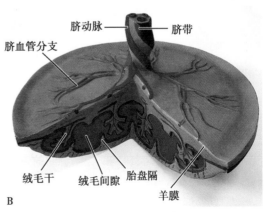

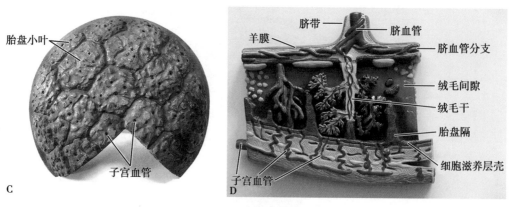

图 20-7　胎盘模型

A. 胎儿面；B. 胎儿面，侧面照；C. 母体面；D. 断面观

三、思考题

1. 精子遇到卵子是如何使之成为受精卵的？需要什么必要条件？

2. 胚泡植入过程中其结构随之发生了哪些变化？

3. 二胚层胚盘是如何发育成三胚层胚盘的？

4. 绒毛膜是如何发育成熟并给胎儿提供营养的？胚外中胚层参与了绒毛膜的发育吗？

（齐建国）

第21章 颜面和四肢的发生

一、实验目的

1. 掌握颜面和腭的形成过程及相关畸形。
2. 熟悉四肢的发生过程及相关畸形。

二、模型和标本观察

（一）颜面的形成

1. 模型观察

该套模型共3个,显示颜面部的早期发育过程。

（1）第5周面部结构（图21-1）:其前上方较大的隆起为额鼻突。额鼻突下缘两侧可见左右对称的一对鼻板。鼻板中央的浅凹,即鼻窝。第1鳃弓在腹侧分为上、下两支,分别为上颌突和下颌突。模型可见,两侧下颌突已在中线融合,两侧上颌突则相距较远。额鼻突与双侧上颌突和下颌突共同围成的宽大的凹陷为口凹。

（2）第6周面部结构（图21-2）:鼻窝周围隆起,内侧和外侧分别为内侧鼻突和外侧鼻突,两者间有一细沟与口凹相通。

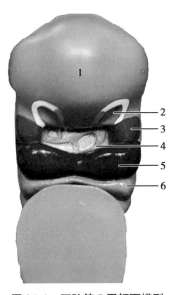

图21-1 胚胎第5周颜面模型
1. 额鼻突;2. 鼻窝;3. 上颌突;
4. 口凹;5. 下颌突;6. 第二鳃弓

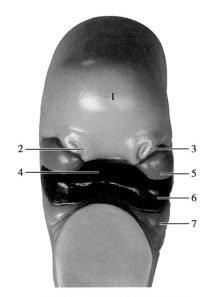

图21-2 胚胎第6周颜面模型
1. 额鼻突;2. 内侧鼻突;3. 外侧鼻突;4. 口凹;
5. 上颌突;6. 下颌突;7. 第二鳃弓

（3）第7周面部结构（图21-3）:左、右上颌突向中线生长,并和同侧的内外侧鼻突融合,形成上颌和上唇外侧部分。内侧鼻突的下缘形成人中和上唇的正中部分。上颌隆起之间的裂隙是口裂,形成口。左、右下颌突在中线融合形成下颌和下唇。鼻窝下陷,形成原始鼻腔和外鼻孔,外侧鼻突构成鼻翼。额鼻突下缘向表面隆起形成鼻梁和鼻尖,额鼻突的其他部分发育为前额。此时颜面已初具人形。

2. 畸形标本观察

(1) 唇裂:胚胎标本示左侧上唇唇裂,表现为人中左侧的裂沟,并伴有全腭裂(图21-4)。

(2) 面斜裂:表现为从上唇延伸到眼眶内侧缘的裂沟。

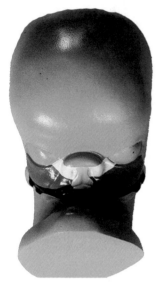

图21-3　胚第7周颜面模型

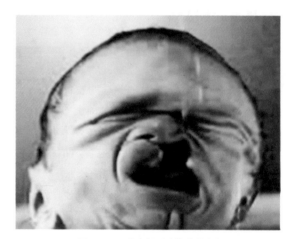

图21-4　左侧唇裂伴全腭裂

(二)腭的发生

1. 观察模型　腭的发生来源于正中腭突和外侧腭突。左、右内侧鼻突向原始口腔内长一对小突起,即正中腭突,构成腭前部的一小部分;外侧腭突是左、右上颌隆起向原始口腔内长出的两个水平的突起,它们向中线生长,在中线愈合后将形成腭的大部分。

2. 畸形标本观察　腭裂有多种类型。前腭裂是外侧腭突与正中腭突未融合所致,表现为切齿孔和切齿之间的裂隙;正中腭裂因左右外侧腭突未在中线融合所致,表现为从切齿孔至腭垂间的矢状裂隙;前腭裂和正中腭裂兼有者为全腭裂,表现为切齿孔至腭垂之间的矢状宽大裂隙,常伴发唇裂(图21-4)。

(三)四肢的发生

1. 模型观察　第4周末,胚体左右外侧体壁先后出现上下两对小突起,即上肢芽与下肢芽,二者是四肢发生的原基。随着肢芽逐渐增长变粗,先后出现近端和远端两个缩窄环,将每一肢芽分为三段。上肢芽的三段分别发育为上臂、前臂和手,下肢芽则发育为大腿、小腿和足。手和足起初为扁平的桨板状,分别称手板和足板,而后其顶端部分细胞凋亡,形成四条凹沟,凹沟间则出现五条指(趾)线;随着指(趾)线间的细胞不断凋亡,至第8周末,手指和足趾形成。

2. 畸形标本观察　四肢畸形包括无肢畸形、短肢畸形和四肢分化障碍所致畸形。胚胎标本示并肢畸形(图21-5),也称为美人鱼综合征,表现为双下肢完全融合,看起来像鱼的尾部,故而得名。该畸形较为罕见。

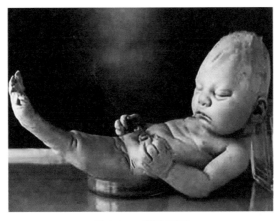

图 21-5　并肢畸形

三、思考题

1. 试述颜面形成的过程和相关畸形发生的原因。
2. 试述腭发生的过程和相关畸形发生的原因。

（郝　晶）

第22章 消化系统和呼吸系统的发生

一、实验目的

1. 掌握原始消化管的形成及其各段的分化。
2. 掌握消化管、消化腺和呼吸系统发生的主要过程。
3. 掌握消化和呼吸系统发生的主要畸形成因。
4. 熟悉咽囊的发生与演变。
5. 了解甲状腺的发生。

二、模型观察

（一）原始消化管的形成（图22-1）

第3~4周，内胚层被包卷到胚体内，形成原始消化管。原始消化管在卵黄囊以上为前肠，在卵黄囊以下为后肠，与卵黄囊相连部分为中肠。与中肠相连的卵黄囊部分逐渐变细形成卵黄蒂，卵黄蒂以后逐渐缩小，最后可消失。前肠头端膨大部形成原始咽，后肠末端膨大形成泄殖腔。

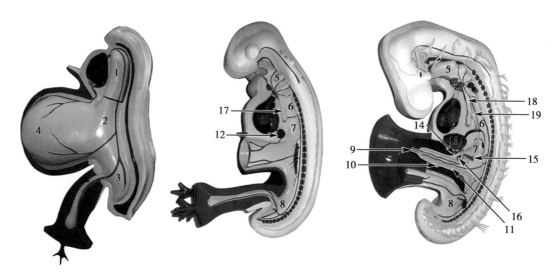

图22-1 原始消化管的演变（侧面观）模型

1. 前肠；2. 中肠；3. 后肠；4. 卵黄囊；5. 原始咽；6. 食管；7. 胃；8. 泄殖腔；9. 卵黄蒂；10. 盲肠突；11. 中肠袢；12. 肝憩室；13. 肝原基；14. 胆囊原基；15. 背胰芽；16. 腹胰芽；17. 喉气管憩室；18. 气管；19. 肺芽

（二）咽囊的演变及甲状腺的发生（图22-2）

模型上部原肠头端膨大部为原始咽。咽的两侧向外突起的部分为咽囊，由上而下分成第1、2、3、4对咽囊，而第5对咽囊附着在第4对咽囊的下方，不甚显著。参照模型掌握中耳、鼓膜、咽鼓管，胸腺和甲状旁腺的始基、发生部位及演变过程。在原始咽前方的底面正中部（即咽的底部，与第1和第2对咽囊平齐处），有一个下垂的突起，即甲状舌管，为甲状腺原基。

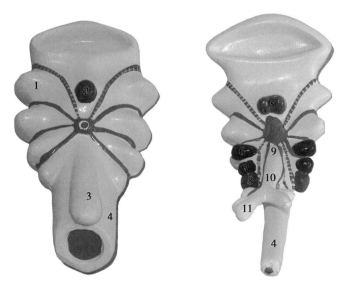

图22-2 咽囊及其演变（腹面观）**模型**
1. 咽囊；2. 甲状舌管；3. 喉气管憩室；4. 食管；5. 甲状腺；
6. 第3对咽囊腹侧；7. 第4对咽囊腹侧；8. 第5对咽囊腹侧；
9. 喉；10. 气管；11. 肺芽

（三）消化管和消化腺的发生（图22-1、图22-3、图22-4）

1. **胃的形成** 在原始消化管管壁上，食管尾侧的前肠部分呈梭形，为胃的原基。以后背侧生长快，形成胃大弯，胃大弯的头端膨大形成胃底；腹侧生长慢，形成胃小弯。此后，胃以长轴为轴顺时针旋转90度，同时，胃的纵轴由垂直方位变为左上向右下的斜形方位。

2. **中肠袢的演变** 在原始消化管管壁上，前、中、后肠各演变成消化管道的相应部分。参照图解和模型，理解肠袢及肠的旋转。

中肠起初为一直管，后由于生长速度远快于胚体，第5周形成U形中肠袢，顶部为卵黄蒂，头端为前支，尾侧为尾支。尾支靠近卵黄蒂处可见盲肠突。

第6周，中肠袢突入脐腔，并继续生长，以肠系膜上动脉为轴逆时针旋转90度。

第10周，腹腔变大，肠袢退回腹腔，继续逆时针旋转180度。退回时头支在前，尾支在后。

中肠袢的分化：

肠袢头支→十二指肠，空肠和回肠大部。

尾支→回肠远段、升结肠和横结肠的右侧2/3段，盲肠突下降，盲肠突的近端→盲肠，远端→阑尾。

卵黄蒂退化闭锁与肠分离。

3. **泄殖腔的分隔** 在原始消化管管壁上，泄殖腔为后肠末端膨大部分，腹侧与尿囊相连。人胚第4～7周，尿囊与后肠之间的间充质形成尿直肠隔，将泄殖腔分隔为背侧的原始直肠和腹侧的尿生殖窦，前者发育为直肠和肛管上段，后者发育为膀胱和尿道。

4. **肝与胰的形成** 原始消化管的前肠末端有一囊状突起，为肝憩室，是肝和胆囊发生的原基。

十二指肠的背、腹两侧各有一囊状突起，为背胰芽和腹胰芽，它们是胰腺发生的原基。背胰芽高于腹胰芽，背、腹胰芽分别分化为背胰和腹胰。因消化管的转动和管壁的不均匀生长，腹胰和背胰愈来愈接近。出生前，腹胰与背胰合为一体。

（四）呼吸系统的发生（图22-1、图22-2）

在原始消化管管壁上，原始咽的尾部前壁向腹侧突出形成一长管状盲囊，为喉气管憩室，喉气管憩室位于食管腹侧,两者之间的间充质为气管食管隔,将气管和食管分开。管的上方细长部分分化为喉和气管,下方膨大分为左、右两支,为肺芽,以后发展为主支气管与肺。

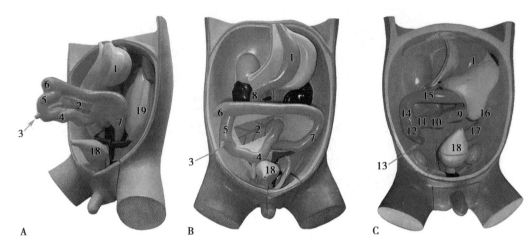

图22-3 消化管的形成(腹面观)

1. 胃;2. 肠系膜上动脉;3. 卵黄蒂;4. 中肠袢头支;5. 中肠袢尾支;6. 盲肠突;7. 后肠;8. 十二指肠近侧段;9. 空肠;10. 回肠近侧段;11. 回肠远侧段;12. 盲肠;13. 阑尾;14. 升结肠;15. 横结肠;16. 降结肠;17. 乙状结肠;18. 膀胱;19. 中肾

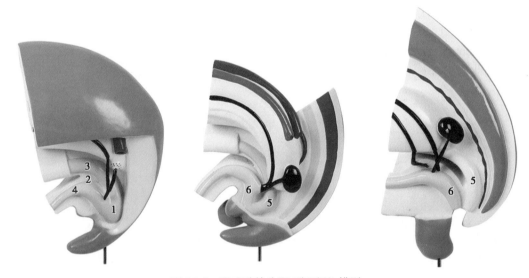

图22-4 泄殖腔的分隔(腹面观)模型

1. 泄殖腔;2. 尿直肠隔;3. 后肠;4. 尿囊;5. 原始直肠;6. 尿生殖窦

三、思考题

1. 咽囊演变为哪些结构?
2. 结合模型,简述中肠袢的演变过程。
3. 描述泄殖腔的分隔过程及其在消化系统的演变。
4. 思考呼吸系统的形态发生与功能成熟是同时进行的吗?为什么?

(邵淑娟)

第23章 泌尿系统和生殖系统的发生

一、实验目的

1. 掌握泌尿、生殖系统发生的原基。
2. 掌握后肾的发生及其先天性畸形。
3. 掌握睾丸和卵巢的发生及生殖系统的先天性畸形。
4. 熟悉中肾管、中肾旁管和尿生殖窦的演变。
5. 了解外生殖器的发生。

二、模型观察

观察模型,对照注释,辨认各部结构。

(一)泌尿系统的发生

1. 前肾 胚胎第 4 周初,间介中胚层头段呈节段性生长,称生肾节,尾段呈索状增生,称生肾索。图 23-1 可见由生肾索发育而来的前肾。

2. 中肾 第 4 周末,前肾退化时,中肾开始发生。在生肾索及其后的中肾嵴内,先后出现约 80 对横行小管,称中肾小管。小管的一端膨大成肾小囊,囊内有背主动脉分支伸入形成肾小球(图 23-3B,图 23-4B),小管的另一端通入纵行的中肾管(图 23-1)。第 8 周,中肾大部分已退化,其尾端及生殖腺附近可见一条引带,左中肾及生殖腺的冠状切面可见中肾小管、中肾管和初级性索(图 23-2)。

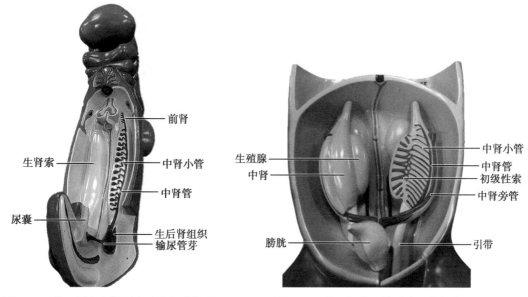

图 23-1 第 4 周人胚模型腹腔内部腹面观　　　　图 23-2 第 8 周人胚模型腹腔内部腹面观

3. 后肾 为人体永久肾。第 5 周初,靠近泄殖腔的中肾管从其后下方伸出一盲管,称为输尿管芽,其末端膨大,被生后肾组织包围,构成后肾(图 23-1)。

4. 泄殖腔的分隔和演变 后肠末端的膨大部分为泄殖腔(图23-3),胚第4～7周时,尿直肠隔将泄殖腔分隔为背侧的原始直肠和腹侧的尿生殖窦(图23-4)。尿生殖窦分为三段。上段较大,发育为膀胱,中段狭窄,保持管状,在男性形成尿道前列腺部和膜部,在女性形成尿道。下段在男性形成尿道海绵体部,在女性扩大为阴道前庭。

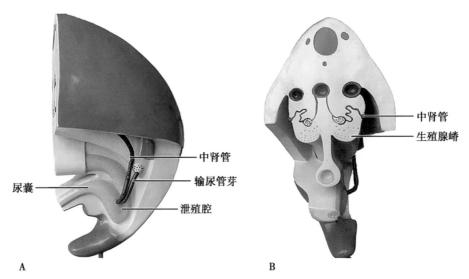

图23-3 第5周人胚模型腹腔侧面观(A),横切面观(B)

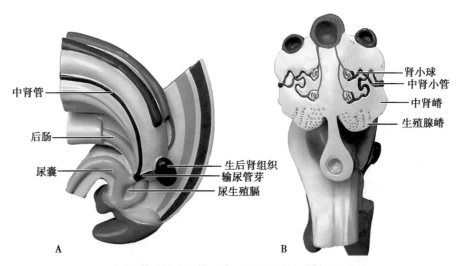

图23-4 第6周人胚模型腹腔侧面观(A),横切面观(B)

第6周时,胚体内先后出现左、右两对生殖管道,即中肾管和中肾旁管。中肾管开口于泄殖腔,中肾旁管的前段纵行,中段横行,再斜过中肾管的前方,继续转向尾侧,下段相互合并,通向尿生殖窦的背侧壁,开口于窦结节的两侧(图23-2、图23-5)。

(二)生殖系统的发生:

第4周末,生肾索继续增生,与体节分离,凸向胚内体腔,成为两条分列于中轴两侧的纵行隆起称尿生殖嵴。而后,尿生殖嵴上出现一纵沟,将其分为外侧粗而长的中肾嵴和内侧细而短的生殖腺嵴。

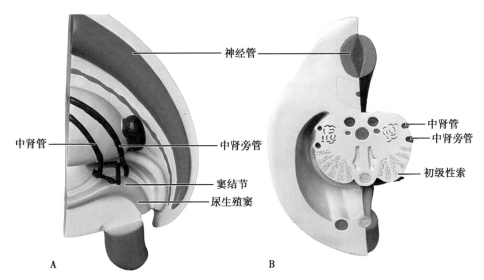

图 23-5 第 7 周人胚模型腹腔侧面观(A),横切面观(B)

生殖腺嵴由体腔上皮及其下方的间充质增生聚集而成。第 5 周时,其表面的上皮细胞增生,伸入下方的间充质,形成许多不规则的细胞索条,称初级性索(图 23-5)。

观察第 12 周女胎腹腔模型,可见生殖腺已分化为卵巢,左侧卵巢冠状切面可见原始卵泡,同时可见退化中的中肾小管和中肾管。中肾旁管已分化形成输卵管、子宫、阴道穹隆部(图 23-6)。

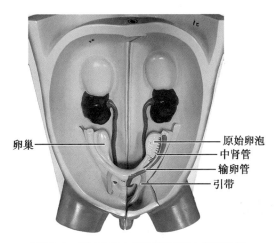

图 23-6 第 12 周女胎模型腹腔内部腹面观

三、思考题

1. 输尿管芽从哪里发生,如何演变? 它将演变成后肾的哪些部分?

2. 泄殖腔如何分隔? 各部分演变成哪些结构?

3. 睾丸和卵巢是如何发生的?

4. 在人胚向男性或女性分化时,中肾旁管与中肾管(部分中肾小管)各演变为成人的哪些结构?

5. 请解释多囊肾、隐睾、先天性腹股沟疝、双子宫发生的原因。

(朱永红)

第24章　心血管系统的发生

一、实验目的

1. 掌握心脏和血管发生的原基、心脏内部的分隔及先天性畸形。
2. 熟悉心脏外形的演变。
3. 了解心脏的发生过程。

二、模型观察

（一）原始心和血管的发生（图24-1）

1. 血岛　为卵黄囊外的胚外中胚层细胞密集的细胞团,是胚体外血管发生的原基（图24-1A、B）。
2. 生心区　心脏的原基生心区,起始于口咽膜头端的中胚层。生心区背侧分化为围心腔,腹侧分化为生心板。胚胎发育第3周,由于胚体向背侧、头端、尾端生长迅速,生心板转至围心腔的背侧,同时生心板分化为心管。围心腔发育为心包腔,心管发育为心脏（图24-1C～E）。

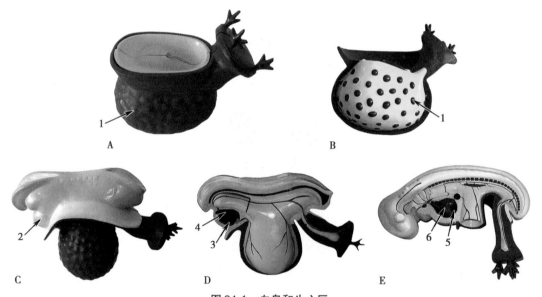

图24-1　血岛和生心区
A、B. 3周初；C、D. 3周末；E. 4周
1. 血岛；2. 生心区；3. 围心腔；4. 心管；5. 心包腔；6. 心脏

（二）心脏发生的外形演变（图24-2）

第3周～第5周人胚心脏:注意观察以下演变过程。

1. 由生心板演变成心管后,随着胚胎的发育,心管出现四个膨大,从头向尾依次为心球、心室、心房和静脉窦（图24-2A）。心球头端与动脉干连接；静脉窦接受卵黄静脉、脐静脉、总主静脉回流的血液。

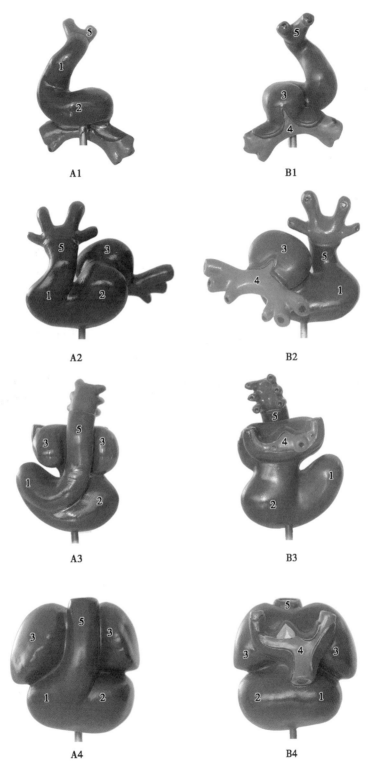

图 24-2　心脏外形演变模型
A1～A4 腹面观；B1～B4 背面观
1. 心球；2. 心室；3. 心房；4. 静脉窦；5. 动脉干

2. 由于心管的生长速度远快于围心腔，故心球和心室向左、腹、尾侧弯曲，而心房和静脉窦则向左、背、头侧弯曲。心球与心室之间形成"U"形球室袢，整个心脏外形弯曲呈"S"形。

3. 心房生长速度快，而其腹侧为心球、背侧为食管，因而心房在腹背方向生长受阻，只能向左右方向扩展。静脉窦移至心室上方（即头侧），在心球和动脉干的背侧，静脉窦向两侧膨出形成左、右角。

4. 心球的基部被吸收，成为原始右心室；心室膨大成为原始左心室；此时心脏外形已具备成体心脏的雏形。

（三）心脏内部的分隔

第5周～第8周人胚的心脏，观察以下变化。

1. 房室管分隔 将心脏模型冠状分开，除去前半部分。心房与心室之间的通路为房室管。房室管的腹侧壁和背侧壁各形成一个心内膜垫，分别向中央生长，以后二者结合在一起，将房室管分隔成左、右房室孔（图24-3）。

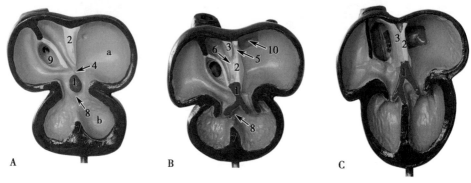

图24-3 心脏内部分隔（冠状面）

A. 5周；B. 6周；C. 7周

a. 左心房；b. 左心室；1. 心内膜垫；2. 第一房间隔；3. 第二房间隔；4. 第一房间孔；5. 第二房间孔；
6. 卵圆孔；7. 室间隔肌部；8. 室间孔；9. 右静脉窦开口；10. 肺静脉开口

2. 原始心房的分隔 由腹侧面观察，可见心房后壁先、后形成两个纵隔。左侧为第一房间隔，此时与心内膜垫之间保留第一房间孔（图24-3A，图24-4）；继而第一隔上方破裂，形成第二房间孔（图24-3B）；右方为第二房间隔，呈新月形，在隔上有一个较大的孔，为卵圆孔，位于第二房间孔的尾侧（图24-3B、C，图24-4）。

3. 原始心室的分隔 在心脏冠状面模型中，腹面观察，从心尖向颅侧生长出一个间隔，即室间隔肌部；与心内膜垫之间留有室间孔（图24-3）。

腹背心内膜垫融合后，部分心内膜垫组织向尾侧生长；心球嵴和动脉干嵴融合而成的主动脉与肺动脉隔延伸；室间隔肌部游离端的结缔组织生长；即三者共同形成室间隔膜部（图24-5）。

4. 动脉干和心球的分隔 动脉干和心球的内面局部增生，形成两条相对的嵴，分别称球嵴和动脉干嵴。两条嵴纵向螺旋走行，相互融合后形成一螺旋状的主动脉-肺动脉隔（图24-5A～C）。此隔将动脉干、心球分隔成肺动脉干和升主动脉，分别与右心室和左心室相通（图24-5D～E）。

5. 静脉窦的演变及右心房的形成 起初，静脉窦开口于心房的中央部，静脉窦的左右角分别与同侧的总主静脉、脐静脉和卵黄静脉相连（图24-2B）。以后，由于血液主要经右角回心，故右角扩大，并与上下腔静脉相通；左角退化，横行部为冠状窦（图24-6）。

随着上下腔静脉回流血液增多，右心房扩展很快，将静脉窦右角并入，形成右心房固有部（平滑部）。原始右心房成为右心耳（粗糙部）（图24-5D、E）。

6. 肺静脉的演变及左心房的形成 左心房的背侧壁向外突出形成一条原始肺静脉，继而分支为两条，再分支为 4 条。以后，由于左心房扩大，使原始肺静脉及其分支并入左心房，形成左心房固有部（平滑部）（图 24-6）。原始左心房成为左心耳（粗糙部）（图 24-5D、E）。

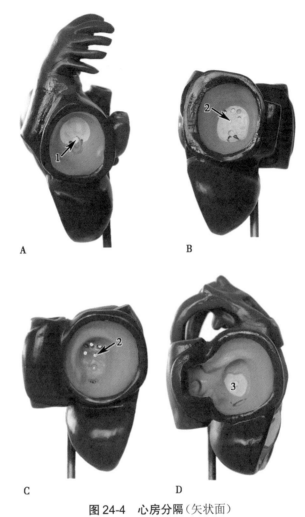

图 24-4　心房分隔（矢状面）
1. 第一房间孔；2. 第二房间孔；3. 透过卵圆孔看到第一房间隔

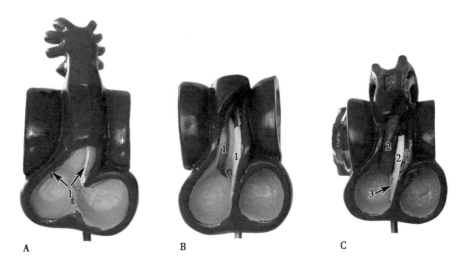

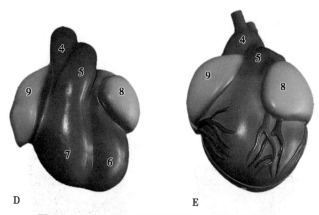

图 24-5　动脉干和心球的分隔及室间隔膜部的形成
1. 心球 - 动脉干嵴；2. 主动脉 - 肺动脉隔；3. 室间隔膜部；4. 升主动脉；5. 肺动脉干；
6. 左心室；7. 右心室；8. 左心耳；9. 右心耳

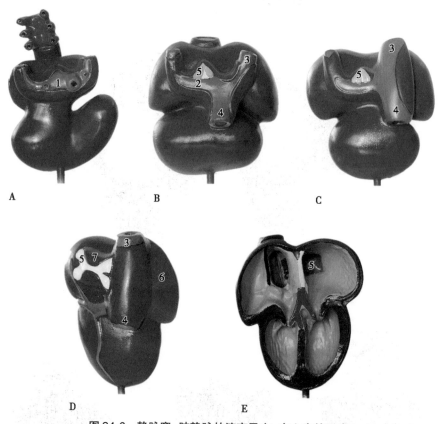

图 24-6　静脉窦、肺静脉的演变及左、右心房的形成
1. 静脉窦；2. 冠状窦；3. 上腔静脉；4. 下腔静脉；5. 肺静脉；6. 右心房固有部；7. 左心房固有部

（四）常见畸形

1. 房间隔缺损　常见卵圆孔未闭，致左、右心房相通。
2. 室间隔缺损　常见膜性室间隔缺损，多伴有心球和动脉干的分隔异常。
3. 法洛四联症　表现为肺动脉狭窄、主动脉骑跨、室间隔（膜部）缺损和右心室肥大。

三、思考题

1. 通过对模型的观察，请描述心脏外形的演变。

2. 通过对模型的观察，请描述心脏内部的分隔。

3. 动脉干和心球的分隔，与室间隔的形成有什么关联？

（郝立宏）

第25章 神经系统的发生

一、实验目的

1. 掌握脑泡的形成及其演变过程。
2. 掌握无脑畸形、脑积水的形成原因。
3. 了解脊髓的形成。

二、模型及标本观察

（一）脑泡的形成及其演变模型（图25-1）

第4周末，神经管头段膨大形成三个脑泡，从头至尾依次为前脑泡、中脑泡和菱脑泡（图25-1）。至第5周时（图25-2），前脑泡的头端向两侧膨大，形成左右两个端脑，以后演变为两个大脑半球，而前脑泡的尾端则形成间脑。中脑泡演变为中脑，菱脑泡的头段演变为后脑，尾段演变为末脑，后脑再演变为脑桥和小脑，末脑演变为延髓（图25-3）。

脑泡演变过程中，由于胚胎头部向腹面屈曲及脑泡的各部位生长速度不同，出现了几个不同方向的弯曲。首先出现的是凸向背侧的头曲和颈曲（图25-2，图25-3），前者位于中脑部，故又称中脑曲，后者位于末脑与脊髓之间。之后，在端脑和脑桥之间又出现了两个凸向腹侧的弯曲，分别称端脑曲和脑桥曲（图25-2、图25-3）。

在脑泡演变的同时，其中央的管腔则演变为各部位的脑室。前脑泡的腔演变为左右两个侧脑室和间脑中的第三脑室；中脑泡的腔形成狭窄的中脑水管；菱脑泡的腔演变为宽大的第四脑室。

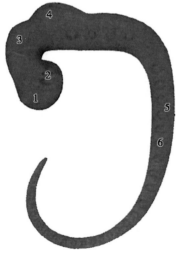

图25-1 脑泡的形成和演变以及脊髓的形成
（胚4周模型）

1. 前脑泡；2. 视泡；3. 中脑泡；4. 菱脑泡；
5. 神经管；6. 神经嵴

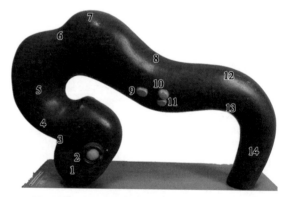

图25-2 脑泡的形成和演变以及脊髓的形成
（胚5～6周模型）

1. 端脑；2. 视杯；3. 端脑曲；4. 间脑；5. 中脑；6. 峡部；
7. 后脑；8. 脑桥曲；9. 三叉神经；10. 面神经；11. 听神经；12. 末脑；13. 颈曲；14. 脊髓

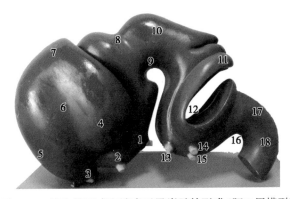

图 25-3　脑泡的形成和演变以及脊髓的形成（胚 8 周模型）
1. 垂体；2. 视神经；3. 嗅球；4. 颞叶；5. 额叶；6. 岛叶；7. 枕叶；8. 端脑曲；9. 头曲；
10. 中脑；11. 小脑；12. 脑桥曲；13. 三叉神经；14. 面神经；15. 听神经；16. 颈曲；
17. 延髓；18. 脊髓

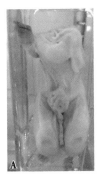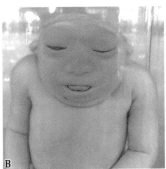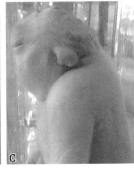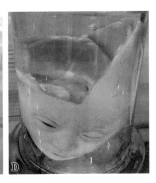

图 25-4　神经系统畸形标本
A. 无头畸形；B、C. 分别为无脑畸形正侧位像；D. 脑积水

（二）脊髓的形态发生（图 25-1）

在脑泡形成的同时，神经管尾段仍保持较细的直管状，分化为脊髓。该段神经管的管腔演化为脊髓中央管。

（三）神经系统先天畸形

1. 无头畸形　脑和颅骨未发育（图 25-4A）。

2. 无脑畸形　头侧的神经沟未闭，致使前脑原基发育异常所致的畸形。常伴有颅顶骨发育不全（图 25-4B、C）。

3. 脑积水　阻塞处以上的脑室中积存大量脑脊液，患儿脑颅扩大，颅骨和脑组织变薄，颅缝变宽（图 25-4D）。

三、思考题

1. 试述脑泡的形成及其演变。

2. 脊髓是如何形成的？

3. 解释无脑畸形、脑积水的形成原因。

（刘慧雯）

第26章　眼和耳的发生

一、实验目的

1. 掌握视杯和晶状体泡的形成。
2. 了解视网膜的发生、视神经的发生、晶状体的发生。

二、模型观察

(一)视杯和晶状体泡的形成 (图26-1,图26-2)

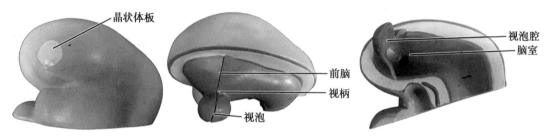

图 26-1　视泡的形成模型 (胚4周)

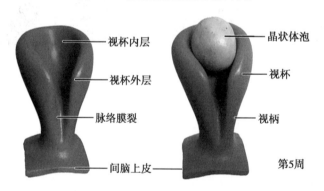

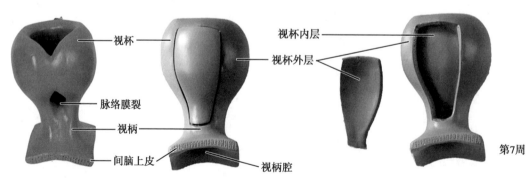

图 26-2　视杯的形成模型 (胚5周和胚7周)

胚胎第4周,前脑向外膨出左右一对视泡,视泡腔与脑室相通(图26-1)。胚胎第5周,视泡远端膨大,贴近表面外胚层,进而内陷形成双层杯状结构,称视杯。视泡近端变细,称视柄,与间脑相连（图 26-2）。与此同时，表面外胚层在视泡的诱导下增厚，形成晶状体板（图 26-1）。随后晶状体板内陷入视杯内，并与外胚层脱离，形成晶状体泡（图 26-2）。

眼的各部分则由视杯、视柄、晶状体泡和它们周围的间充质分化形成。

（二）视网膜的发生（图 26-3）

视网膜由视杯内、外两层共同分化而成。

视杯外层分化为视网膜色素上皮层。视杯内层增厚，分化形成视细胞层、双极细胞层和节细胞层。视杯两层之间的视泡腔变窄，最后消失，于是两层相贴，构成视网膜视部（图 26-3）。视杯口边缘部的内层上皮不增厚，与外层分化的色素上皮相贴，并向晶状体泡与角膜之间的间充质内延伸，形成视网膜盲部（即睫状体与虹膜的上皮）。

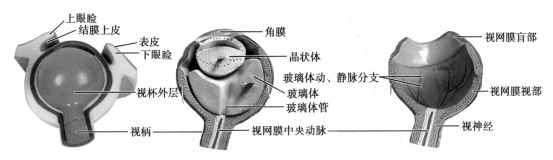

图 26-3　眼球与眼睑的发生模型（胚 7 周）

（三）视神经的发生（图 26-2，图 26-3）

胚胎第 5 周，视杯及视柄下方向内凹陷，形成一条纵沟，称脉络膜裂（图 26-2）。脉络膜裂内除含间充质外，还有玻璃体动、静脉，为玻璃体和晶状体的发育提供营养。玻璃体动脉还发出分支营养视网膜（图 26-3）。脉络膜裂于第 7 周封闭（图 26-2），玻璃体动、静脉穿经玻璃体的一段退化，并遗留一残迹，称玻璃体管（图 26-3）。玻璃体动、静脉的近侧段则成为视网膜中央动、静脉（图 26-3）。

视柄与视杯相连，也分内、外两层。随着视网膜的分化发育，节细胞轴突向视柄内层聚集，视柄内层逐渐增厚，并与外层融合。视柄细胞演变为星形胶质细胞和少突胶质细胞，并围绕在节细胞轴突周围，于是，视柄演变为视神经（图 26-3）。

（四）晶状体的发生（图 26-4）

晶状体由晶状体泡演变而成。最初晶状体泡由单层上皮组成。泡的前壁细胞呈立方形，分化为晶状体上皮；后壁细胞呈高柱状，并逐渐向前壁方向伸长，形成初级晶状体纤维（图 26-4）。泡腔逐渐缩小，直到消失，晶状体变为实体结构。

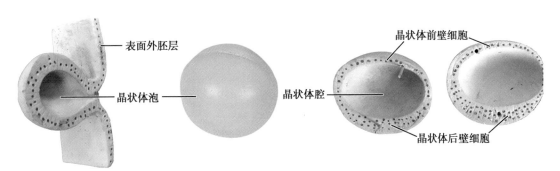

图 26-4　晶状体的发生模型

（五）眼睑和泪腺的发生（图 26-3，图 26-5）

第 7 周时，眼球前方与角膜上皮毗邻的表面外胚层形成上、下两个皱褶，分别发育成上、下眼睑（图 26-3）。反折到眼睑内表面的外胚层分化为复层柱状的结膜上皮，与角膜上皮相延续。眼睑外面的表面外胚层分化为表皮（图 26-3）。第 10 周时，上、下眼睑的边缘互相融合，至第 7 或第 8 个月时重新分开。

上眼睑外侧部表面外胚层上皮长入间充质内，分化为泪腺的腺泡和导管（图 26-5）。泪腺于出生后 6 周分泌泪液；出生后 3～4 岁基本完成发育。

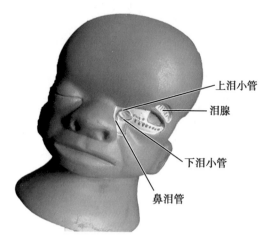

上泪小管

泪腺

下泪小管

鼻泪管

图 26-5　眼睑和泪腺的发生

三、思考题

1. 试述视杯的形成和分化。
2. 试述晶状体泡的形成和分化。

（刘慧雯）